医｜探｜究｜竟

# 不可思议的

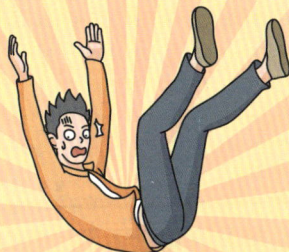

# 健康冷知识

戴 琦／方 震／王霁羽／裴 娟◎主编

全国百佳图书出版单位
中国中医药出版社
·北 京·

## 图书在版编目（CIP）数据

医探究竟：不可思议的健康冷知识 / 戴琦等主编 .
北京：中国中医药出版社，2025. 7
ISBN 978-7-5132-9538-3

Ⅰ . R

中国国家版本馆 CIP 数据核字第 20258BK107 号

---

**中国中医药出版社出版**

北京经济技术开发区科创十三街 31 号院二区 8 号楼
邮政编码　100176
传真　010-64405721
河北省武强县画业有限责任公司印刷
各地新华书店经销

开本 880×1230　1/32　印张 7.25　字数 207 千字
2025 年 7 月第 1 版　2025 年 7 月第 1 次印刷
书号　ISBN 978 - 7 - 5132 - 9538-3

定价　58.00 元
网址　www.cptcm.com

**服 务 热 线　010-64405510**
**购 书 热 线　010-89535836**
**维 权 打 假　010-64405753**

**微信服务号　zgzyycbs**
**微商城网址　https://kdt.im/LIdUGr**
**官 方 微 博　http://e.weibo.com/cptcm**
**天猫旗舰店网址　https://zgzyycbs.tmall.com**

如有印装质量问题请与本社出版部联系（010-64405510）

# 《医探究竟：不可思议的健康冷知识》
## 编委会

# 前 言

在信息爆炸的时代，我们每天都被海量的健康资讯包围，但真正科学、有趣且实用的医学知识却如同沙中金，需要慧眼挖掘。基于这样的现状，我们精心策划并编写了《医探究竟：不可思议的健康冷知识》这本充满趣味与实用价值的医学健康科普读物，旨在为读者打开一扇全新的健康认知之门。本书的创作初衷，是打破医学科普传统严肃的印象，以轻松诙谐的方式，将那些藏匿于生活角落里的医学知识生动地呈现在大家眼前。

本书内容精彩纷呈，涉及日常生活的方方面面：探索那些看似稀松平常，实则暗藏学问的问题，比如指甲上的"月牙"与健康究竟有怎样的关联；聚焦生活中的健康习惯，揭示正确的防晒方法、打哈欠带来的益处等；还会用幽默的语言提醒您留意那些看似无害，却可能损害健康的行为，击破那些广为流传的健康谣言，帮助您树立正确的健康观念。书中 500 余幅原创插图巧妙地将知识可视化，让原本晦涩难懂的医学知识变得直观易懂，让您在轻松翻阅中，就能收获满满的实用干货。

医学不必是冷冰冰的专业术语，健康知识可以充满温度。我们希望通过这些健康知识，引导您关注生活中的细微之处，养成良好的生活习惯，进而提升生活的幸福感。希望这本书能成为您探索身体奥秘的指南，让您在阅读时既能放松心情，又能学到真正有用的知识。现在，就一起开启这段既长知识又解压的医学之旅吧！

本书编委会
2025 年 5 月

# 目　录

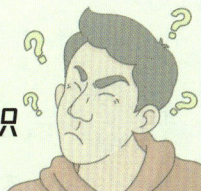

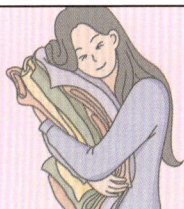

**119**

# 第三章

## 注意！"妈见打"的行为要不得

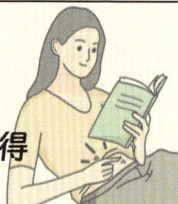

**169**

# 第四章

## 辟谣！颠覆你的认知

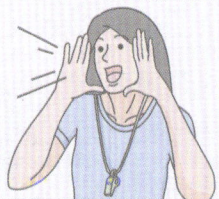

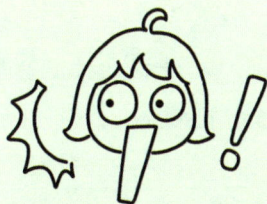

震惊！

# 第一章

那些惊掉下巴的冷知识

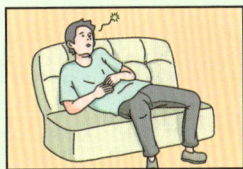

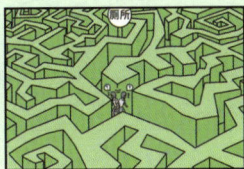

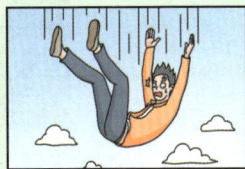

# 你说什么？我没戴眼镜，听不清

近视的小伙伴们，是不是都有过这样的感受——

"没戴眼镜的我，就像个行走的 5G 信号接收不良区！"

明明对方就在眼前，嘴巴一张一合，声音也能听得见，但怎么就像是在听外星人讲话一样，完全听不懂呢？

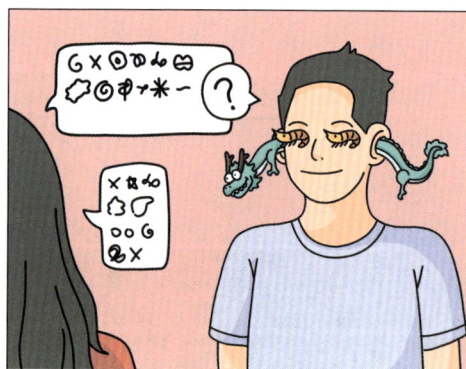

眼睛看不清，耳朵怎么也受到了影响，难道耳朵也"近视"了？

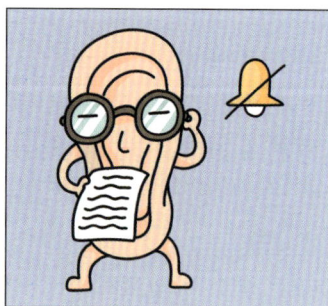

人的大脑每天通过 5 种感官接收外部信息（分别为味觉、触觉、嗅觉、听觉及视觉），其中，视觉可是大脑里接收信息的"老大"。

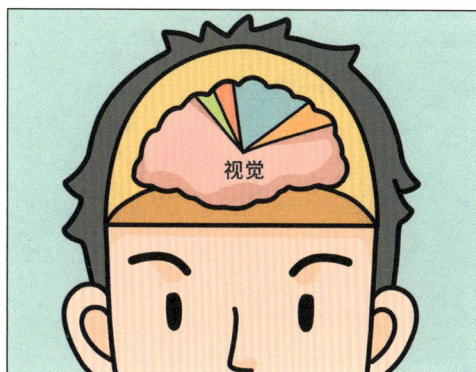

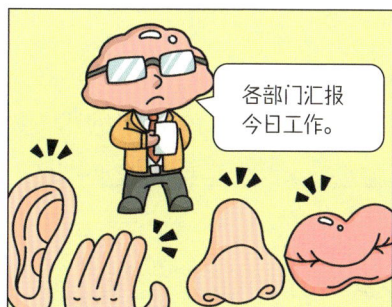

人的各个感官并不是独立存在的，得到"一个事情"的工作指令之后，5 种感官会把同一件事的处理结果分别传给大脑。

人的视觉系统在"工作"中一旦遇到"阻碍"，比如看不清或视线受到阻挡，眼睛输送给大脑的"信息"就不够了。

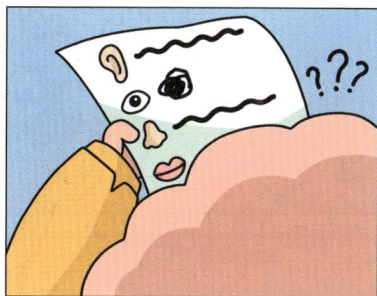

这时，大脑就会动用所有"资源"帮助处理"模糊"的信息。由此，分配给听觉的注意力就少了。

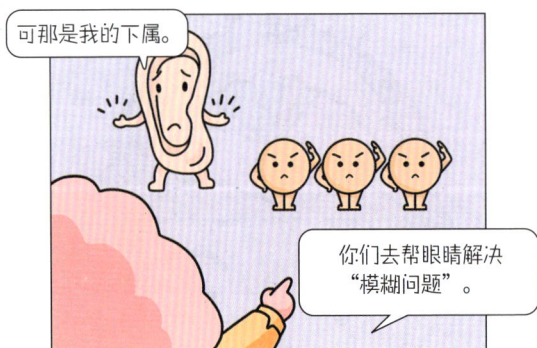

听觉没办法好好"工作"，自然就听不清了。就算有时与人近距离对话，声音都能听到，但大脑在处理整体信息的时候还是会受到视觉信息不够的影响，导致有人觉得听不清。

其实，不只是听觉，其他感觉的敏锐性也都有所下降。就像身边近视度数比较高的朋友，摘下眼镜，对周边事物的感知变少了，人也变得"傻乎乎""迟钝"了起来。

所以，不是耳朵"近视"了，而是大脑"开小差"了。

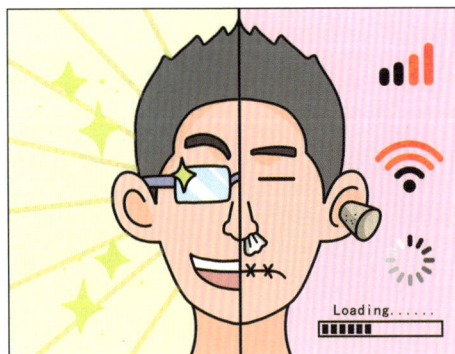

还有一个原因就是——看不清口形！

平时我们在与他人对话时，虽然没有一直盯着对方看，但余光总是会捕捉到对方说话时的口形，从而能够更准确地得到信息和理解信息。

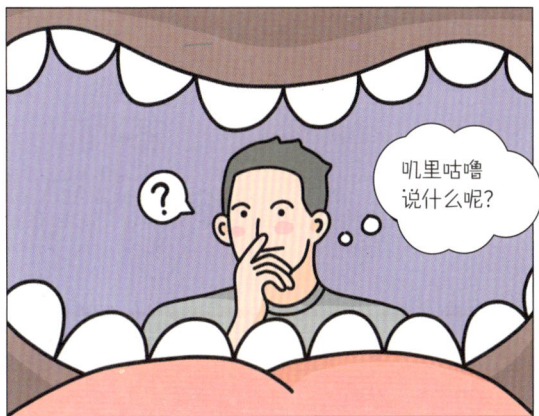

甚至我们有时候还能够透过玻璃，不听声音，只看说话人的口形就能知道他在说什么。

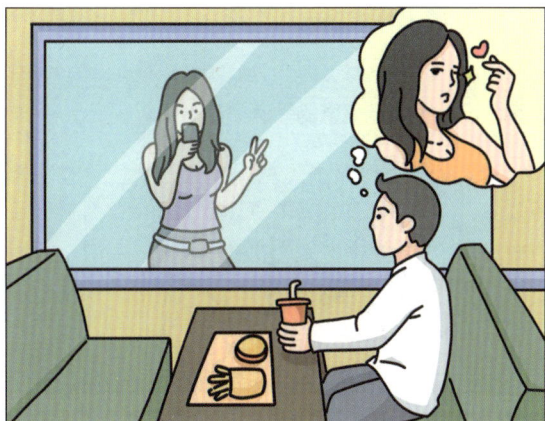

如果说话距离很近，也戴上了眼镜，但还是听不清，那就让说话的人把口罩摘掉吧！

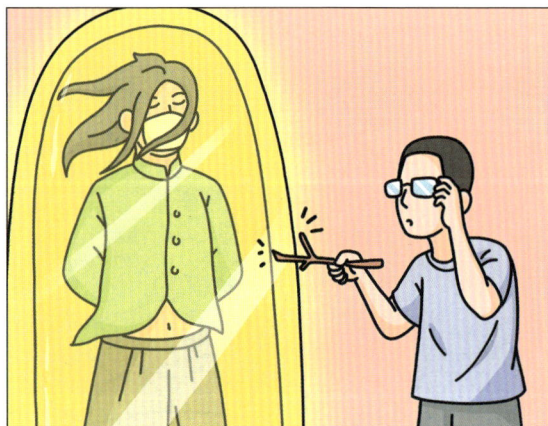

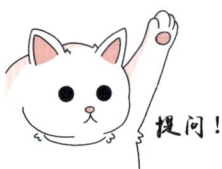

提问！

那盲人呢，盲人为什么听力那么好？

因为盲人完全没有了视觉信息的输送渠道。

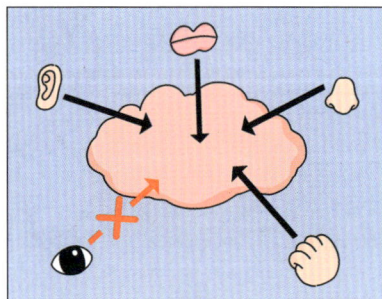

但大脑又会非常想知道"到底发生了什么"，于是就会把所有精力分给其他的感官系统，特别是听觉和嗅觉。所以，当外界有声音信息时，盲人的听力就会比普通人更加敏锐。

另外有研究发现，在盲人的大脑中，负责视觉的神经会发生功能重组，同时大脑功能代偿，负责听觉的神经变得"发达"，甚至可能出现"超"听力。

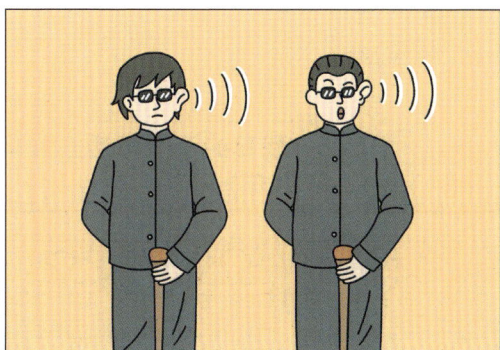

所以，眼睛会帮我们"听到"对方说了什么，耳朵也会帮我们"看到"前面的东西是什么。

下次和我说话，若我没回应，不要觉得我是高冷或者我不想搭理你。我只是没戴眼镜，看（听）不清了。

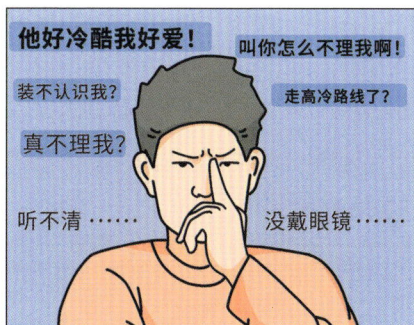

# 看手诊病，指甲上的"月牙"越多就越健康吗

最近几天，身边有个同事相当焦虑，吃饭吃不香、睡觉睡不踏实，听到什么笑话都乐不起来，总是在担心自己也许下一秒就"挂"了，就差没去搜索一下葬礼上放什么歌比较有品味了。

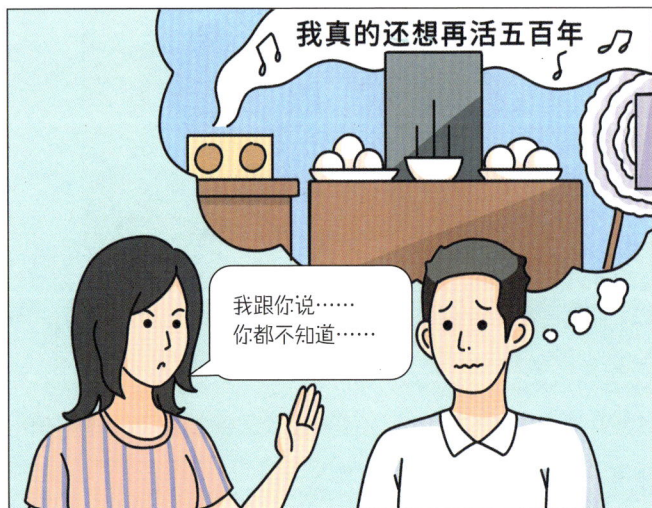

事情的起因是这样的。

之前和朋友们出去吃饭，同事本来玩手机玩得正欢，突然有个朋友盯着他的手看，然后说了句："你身体已经不行了。"朋友还一本正经地解释，是从手指甲根的白色月牙看出来的。

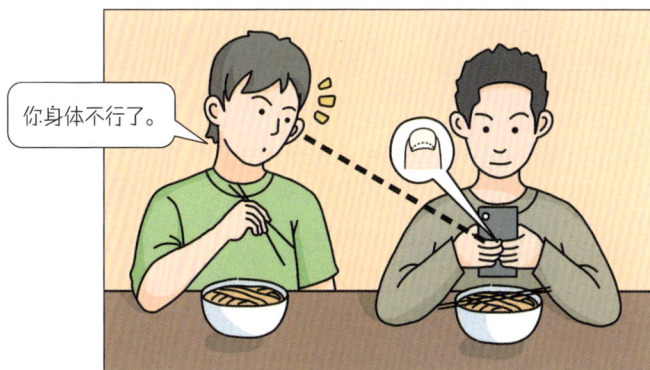

　　他认为，月牙是身体的"晴雨表"，身体状况好的人，有 8 ～ 10 个指头上带着月牙，低于这个数量就是不健康的。

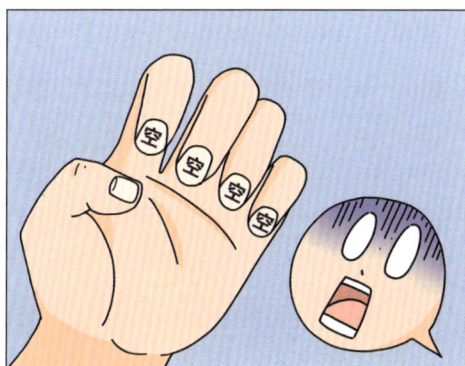

　　而同事只有两个大拇指带月牙，一看就是健康状况堪忧，精气不足，身体虚寒，搞不好已经悄悄患上了什么重病。

　　我赶紧去查，竟然发现很多网友都相信月牙的数量就代表身体健康程度，那么月牙数量关乎健康的传说到底靠不靠谱呢？月牙究竟从何而来呢？

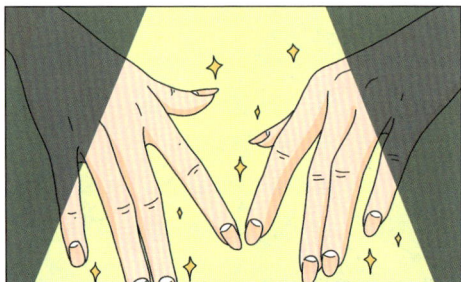

## 月牙是什么

在指甲根后面皮肤下，藏着一块叫作甲基的组织（肉眼看不见），可以理解为"指甲的制造基地"，这里每天都会生成大量角蛋白细胞，新生的角蛋白细胞如同新出生的婴儿一样又白又胖，根部的指甲里就包含着大量的角蛋白细胞，他们"活着"时呈现白色，"死了"之后才会变成透明状。

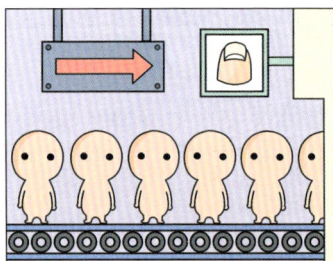

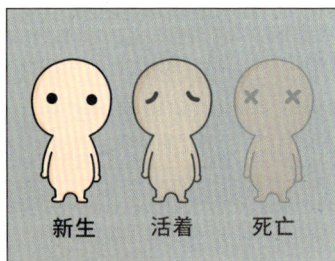

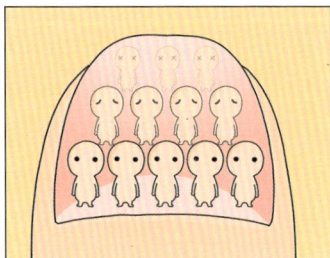

新生　　活着　　死亡

中间的角蛋白细胞诞生速度最快，并沿两头速度递减，所以指甲根部出现了一块半月形的白色区域，也就是我们俗称的月牙（学名叫作"甲弧影"）。

角蛋白细胞的凋亡也不是一瞬间的事，而是体质弱的先死，强壮的后死，年轻有活力的会不断地往外挤，把上一代的"老"角蛋白细胞挤得很扁，不停把"老"细胞往前方推，也就是指尖的方向。

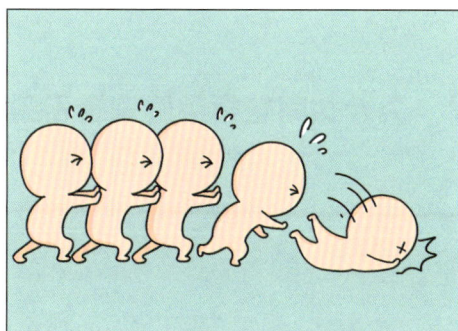

角蛋白细胞逐渐远离甲基之后会死亡并硬化，众多死掉的细胞堆一起就变成了指甲，然后新生成的指甲，又不断把旧指甲往前推，如今在你指尖的指甲，就是 3 ~ 6 个月前在根部的指甲。

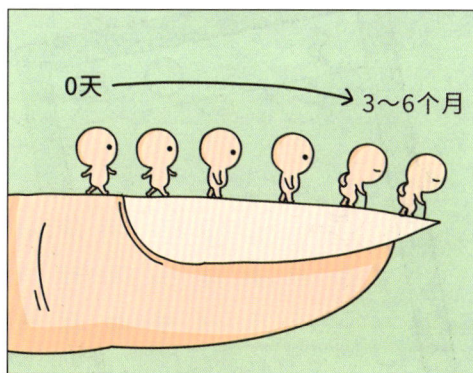

对啊对啊，
是这个道理。

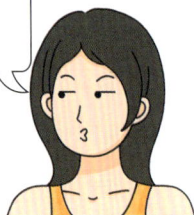

肯定有小伙伴想问，如果按照这个原理，只要指甲还在生长，指甲上就一定会有月牙呀！

## 为什么有些指甲偏偏看不到月牙

大家的基因不同

有些人甲基位置天生靠前，所以月牙看起来又大又多，而有些人的甲基先天就长在比较靠后的位置，月牙也很靠后，被手指的皮肤挡住了，所以才看不见，这属于正常的情况，并不是什么基因缺陷。

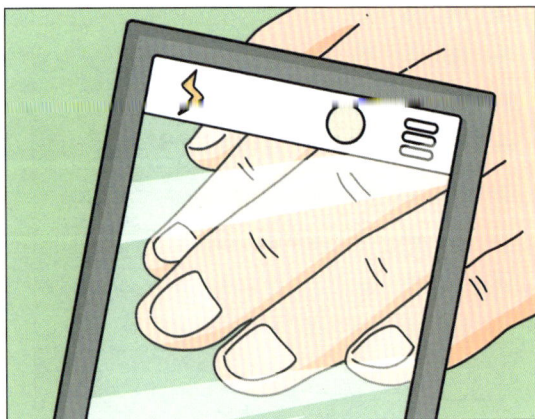

指甲长得越快，还没完全死亡的角蛋白细胞就会越早被"顶"出来，呈现白色月牙。反之，如果指甲长得非常缓慢，当新指甲从皮下出来见到天日时，角蛋白细胞已经全数死亡了，自然就是完全透明的。

还有消息说，爱劳动的人手指月牙长得快。大多数人的大拇指都有月牙，是由于大拇指的使用率高，磨损快，指甲生长速度也快，月牙就容易被推出来；而小指一般动得最少，指甲长得也最慢，因此角蛋白细胞还没被推出甲上皮就已经"老"了，自然不会出现白色月牙。

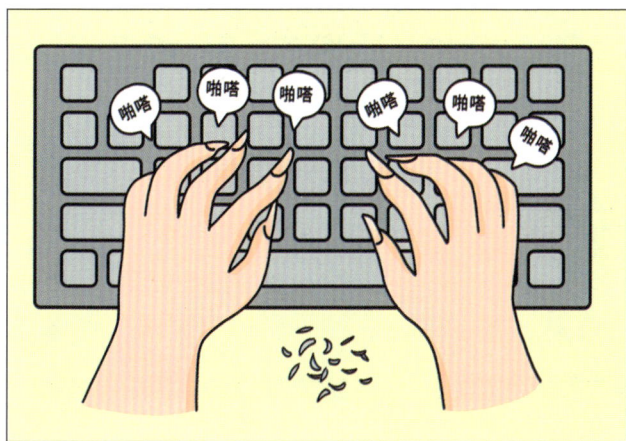

不过那些钢琴家、程序员的小指因为使用频率高，也很容易显现出月牙来。

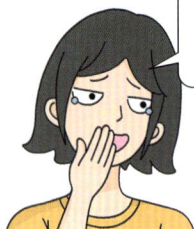

你这月牙这么明显还不是程序员?

那有没有可能是你用小指抠鼻屎的频率太高了!

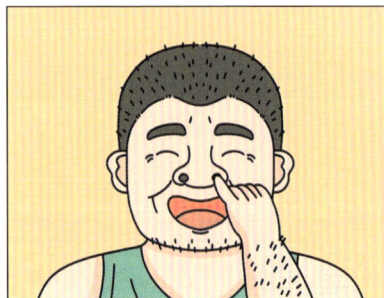

## 与新陈代谢有关系

青春期的时候身体在快速发育,指甲也长得很快,所以青少年往往月牙较多。进入中年或者老年之后,生长速度变慢,月牙也慢慢"衰退",藏进了表皮之下,可能就剩 2 ~ 4 个月牙。

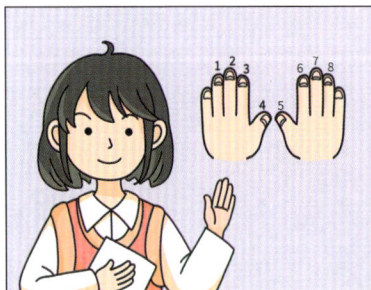

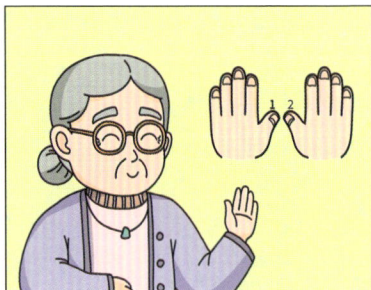

总结一下，基因、年龄、职业等都会影响月牙数量。月牙并不是健康有活力的人就一定多，病恹恹的人就一定少。靠数月牙来诊病，算不上科学，只能算玄学，大家没有必要当真。

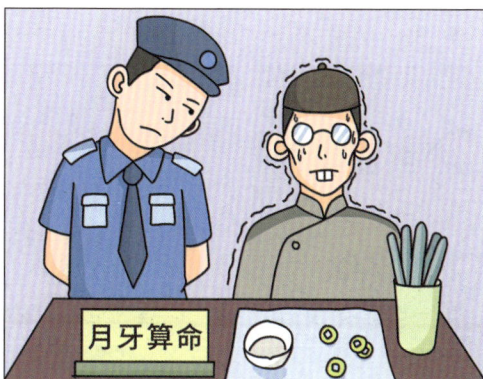

但话说回来，这个传言并不是凭空捏造的，可能是一种误读。因为确实有部分病症可以从月牙中找到征兆。

如果在几个月之内，手上的月牙突然消失了，或者突然长出了新的月牙，这就提示指甲的生长速度发生了变化。其可能与身体内部的新陈代谢有关，如甲状腺的功能异常，会影响代谢和指甲生长。

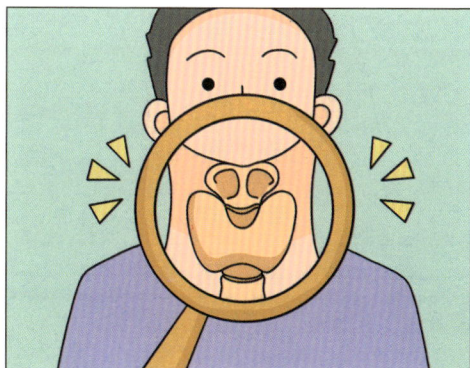

当甲状腺功能亢进时，在增多的甲状腺激素的作用下，新陈代谢会加快，因此角蛋白细胞生成速度加快，月牙会在短时间内被推出来，显得又多又大；当甲状腺功能减退时，新陈代谢减慢，角蛋白细胞生成速度也减慢，原本存在的月牙就会消失或者隐藏起来。

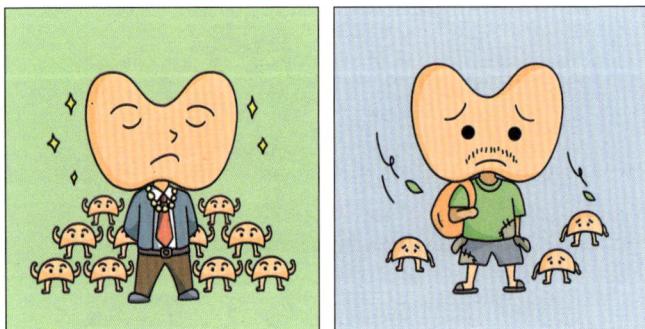

除此之外，还有一种情况，就是月牙变得特别大，直接覆盖了大半个指甲，透明的指甲下变得一片惨白，看起来像月牙变大了，甚至整个指甲都呈现白色，在医学上叫特里甲。

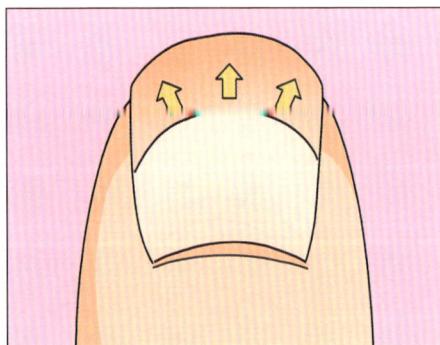

这种情形其实是由甲床血液供应不足引起的。

特里甲是肝脏疾病的象征，但并不是说出现特里甲就意味着患上了肝脏疾病，像肾脏病变、心脏衰竭，还有严重的营养不良，也可能导致特里甲的出现，不过从研究数据来看，特里甲与肝脏疾病相关性最高。所以，看到特里甲就得赶紧去医院检查啦！

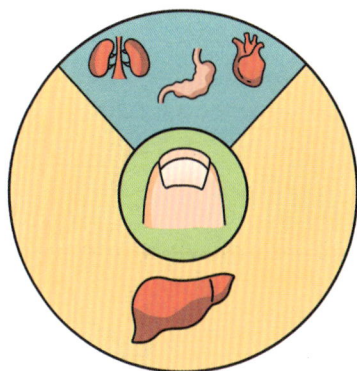

月牙确实是健康的"晴雨表"，只不过这些基于科学的判断方法被大家传着传着就悄悄变了味，搞成了按月牙数量算命的玄学，一些本来没病的小伙伴，看到自己手上月牙少，吓都能吓出病来。月牙少的小伙伴也可以松一口气了，下次谁还用月牙少"忽悠"你，直接把真相甩给他。

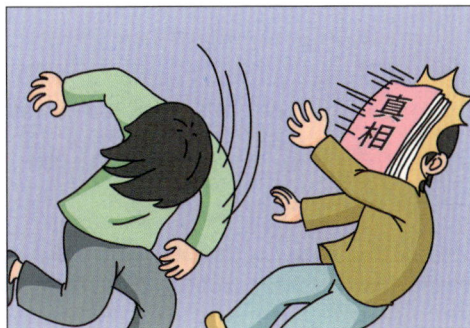

# 冷知识：为什么你的鼻孔总有一个在"罢工"

提到鼻塞，每个人对此简直深恶痛绝。鼻塞时躺在床上，犹如被塑料袋套头，使人无法呼吸，辗转反侧，夜不能寐。

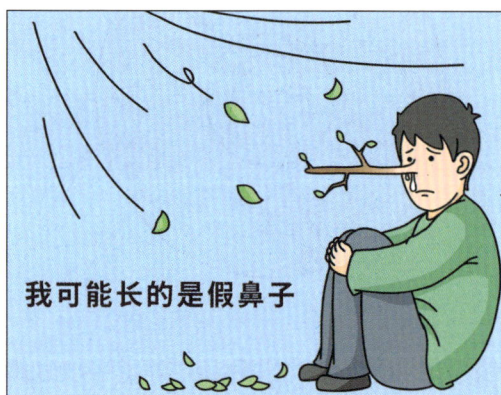

我可能长的是假鼻子

不知道大家有没有发现，感冒鼻塞，通常只会有一边鼻孔堵得很死。我们可以明显地感受到，另一边鼻孔呼吸的气流量更高。而且，这种鼻塞还会转移，这边堵完那边堵。

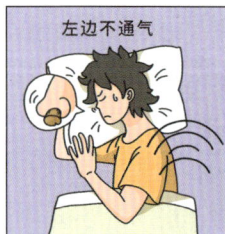

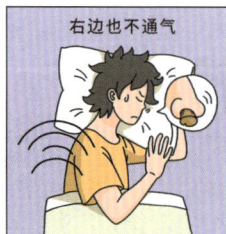

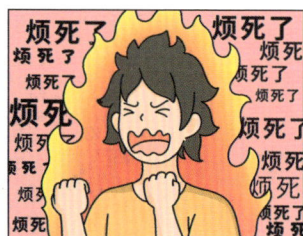

左边不通气

右边也不通气

烦死了

说出来你可能不信，就算没有鼻塞，绝大多数人的鼻孔本来就是"交替工作"的。

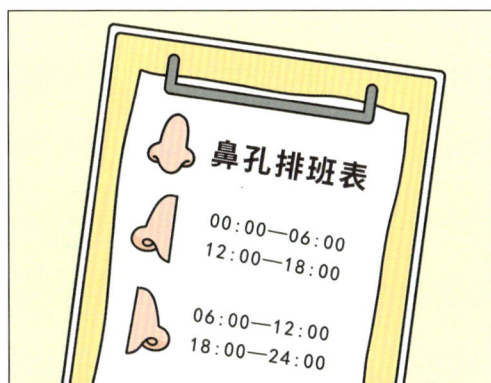

什么？鼻孔还定个"轮流值班"制度？别不信，先做一个试验就知道了。

用一根手指横在鼻孔下面，吸气之后用力呼气，你会发现两个鼻孔的气流大小不一样。

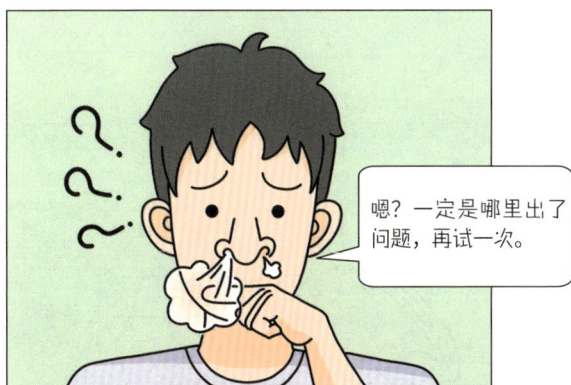

明明没有鼻塞，为什么只有一个鼻孔在出气？另一个怎么回事，难道天天都在"摸鱼"吗？

当然不是！

我们的两个鼻孔会互相交替，轮换呼吸，说白了，就是实行"轮班制"。正常情况下：右鼻孔工作，左鼻孔休息；左鼻孔工作，右鼻孔休息。

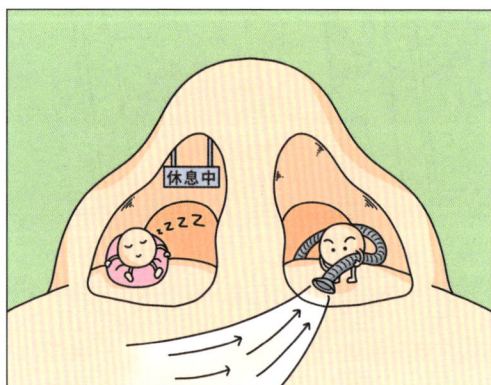

医学上有一个专业名词——"鼻周期（nasal cycle）"，而鼻孔的"轮班制"，就是由鼻子中一个叫"鼻甲"的结构实现的。

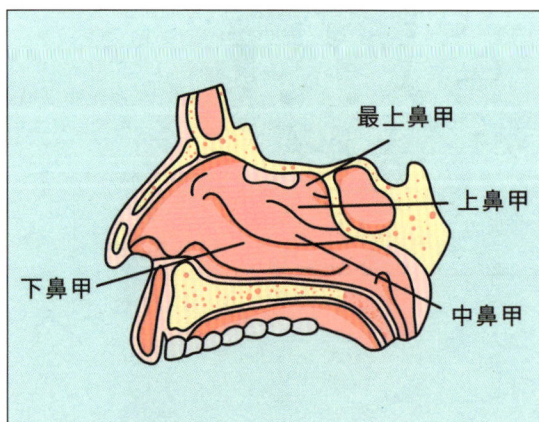

鼻腔中的下鼻甲黏膜，通过收缩与膨胀，控制着两个鼻孔的进出气量，比如鼻甲右侧充血膨胀时，右侧鼻孔就会关上"门"进入"休息"状态。此时，左侧鼻孔通畅，自觉进入"上班"状态。这就是一个鼻周期。

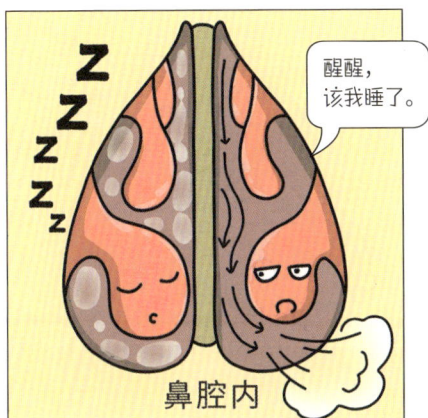

每隔 2 ~ 7 小时，两侧鼻孔会出现一次交替换班（部分可达 8 小时）。至于鼻甲哪边"上班"，哪边"休息"，这是由自主神经系统［自主神经不声不响全自动工作，不受人自身意志的调控，也就是医生常说的交感神经系统和副交感神经系统，交感神经兴奋导致血管收缩（鼻腔通畅），副交感神经兴奋导致血管扩张（鼻腔阻塞）］控制的。

也就是说，我们无法控制鼻孔的工作状态。

相应的，一般情况下，鼻孔换班我们也感觉不到，如果感觉到了，那八成是鼻子堵了。比如感冒鼻塞的时候，就能明显地感觉到两个鼻孔一堵一通。

## 鼻孔明明有两个，为什么要交替工作呢

毕竟人类一天 24 小时都要呼吸，鼻孔也很累的……

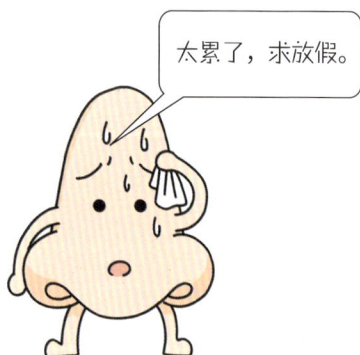

如果鼻孔一直"工作"的话，可能会引发鼻腔炎症，鼻孔内的黏膜也可能会由于干燥而破裂，发生流鼻血的情况。

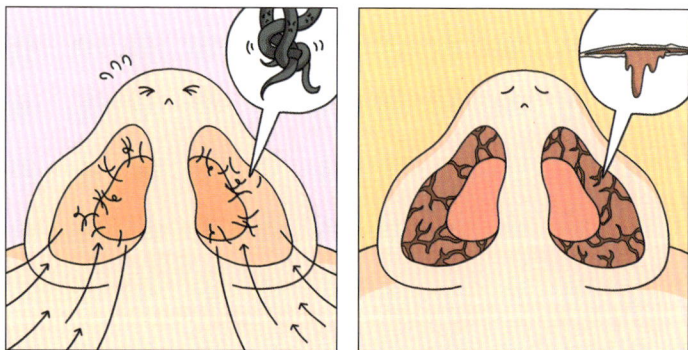

两个鼻孔"错峰上班"，可以让一个鼻孔在大量过滤空气的时候，另一个鼻孔养精蓄锐，储备黏液。这样就能保证我们吸入的空气一直是温暖、湿润、干净的。

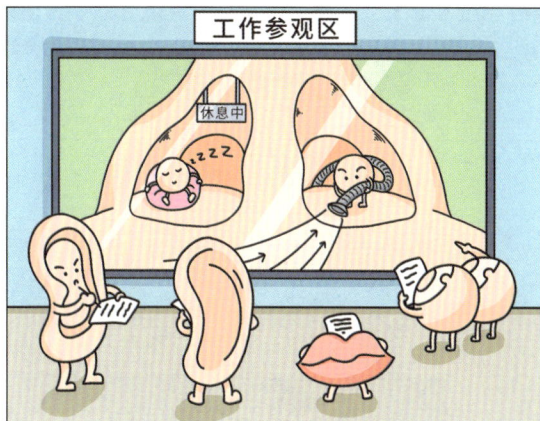

鼻孔"错峰上班"的另一个作用是帮助我们更有效地分辨气味。层流（平稳气流）让气体分子"定向抵达"上鼻道嗅区，适合低浓度气味（如花香）的持续检测；湍流（紊乱气流）则通过"涡旋扩散"将分子分散至整个鼻腔，增强对高浓度或突发气味（如烟雾）的敏感度，同时促进嗅区暴露面积扩大。

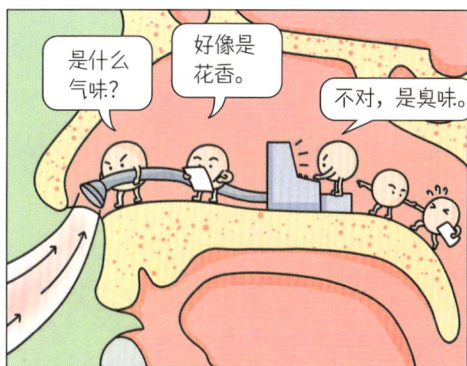

没想到小小的鼻孔也能有这么多学问。

那么问题来了，现在你是哪边鼻孔在上班？

# 放屁有两种途径，一种是正常排放，另一种是什么

"人有三急"——屎急、尿急、屁急，屎、尿、屁都属于人体的正常排泄物。但是，为了当一个体面不"社死"的成年人，憋屁，已经成了一项基本技能。

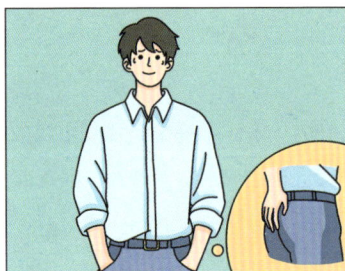

那就有人担心并好奇憋屁后的身体变化了！

## 憋回去的屁去哪儿了

听说过"嗝-屁守恒"吗？体内的气体一定会通过各种方式排出去，要么通过打嗝的方式，要么通过放屁的方式。这就是医学中说的消化道气体动态平衡。

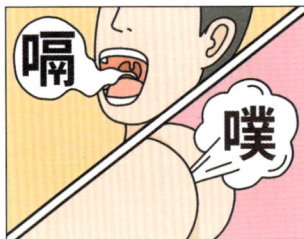

## 通过打嗝排出

如果体内的气体通过打嗝的方式排出去就还好（毕竟打嗝并不糗），因为我们打嗝打出的气体，往往是一些不自觉吞咽进胃里的空气。比如吃饭的时候吃太快，或者吃饭的时候话太多，或者喝了太多碳酸饮料，一般不会有冲击性味道，这些空气伴随着食物进入胃，在胃液里形成气泡，然后慢慢积攒到胃的上部，等达到一定的量以后，会通过刺激神经，从嘴里释放出去，这样，一个长嗝就诞生了。

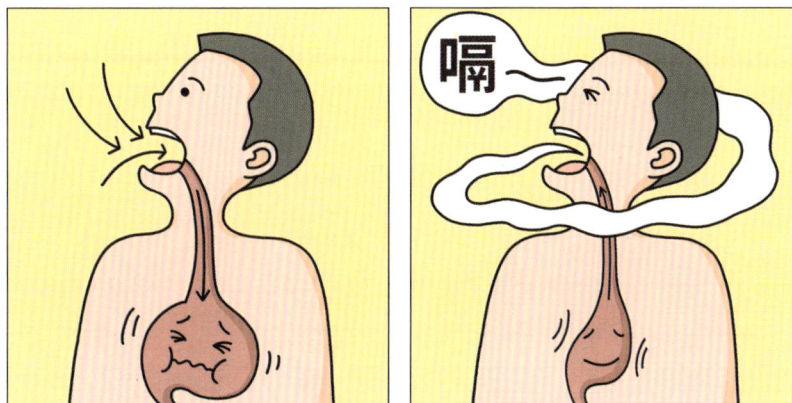

当然，体内的气体不可能被打嗝排得干干净净！

于是，没被排出的气体就伴随着食物继续"旅行"。而被吃下去的食物，在经过一番消化和吸收之后，还会剩下点"渣渣"，这些"渣渣"被肠道里的细菌通过发酵和腐败分解掉，这个过程中也会产生很多种气体，这些气体和没被排出去的气体混合在一起，一股"崭新"的屁就制造完成了。

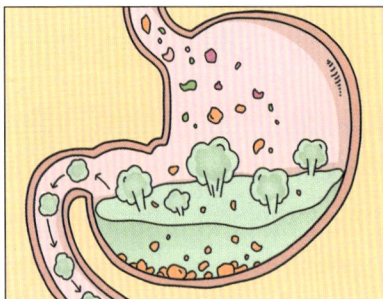

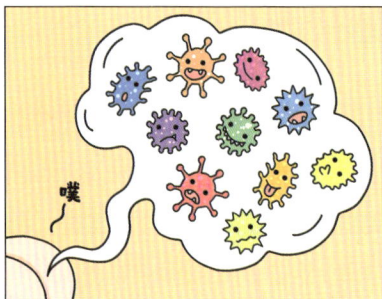

噗

当肠道像挤牙膏一样，把这些"崭新的屁"挤到了大肠之后，肠道受到挤压，如果"天时地利"，就会通知大脑，打开"菊花（肛门括约肌）"把屁放出去。但有的时候在一些特殊场合，大脑会给出信号："禁止排放！"身体就只能用尽力气把屁憋回去了。

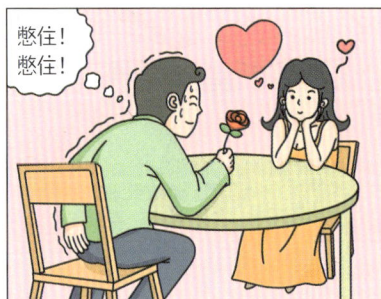

憋住！
憋住！

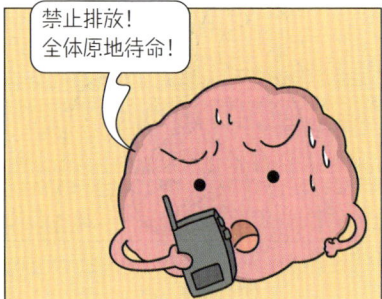

禁止排放！
全体原地待命！

再循环重见天日

屁中的硫化氢通过肠道代谢；而剩余的气体例如氢气、甲烷等部分吸收入血，经肺排出，所以，憋住的屁可能通过口鼻排出。

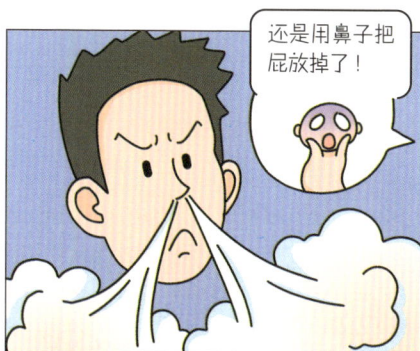

其实，如果是个悄无声息的无味的屁并不尴尬，但现实总是事与愿违！

## 最让人尴尬的就是大臭屁

人的肠道每天都会产生很多屁，量少的时候，大概有 500 ~ 1500mL（个体差异），多的时候可达惊人的 2000mL。而屁的臭度，很大程度上取决于你吃进去了什么东西。

当你吃了大量富含蛋白质的食物时，比如瘦肉、鱼肉、虾，肠道里的细菌分解蛋白质产生氨气、硫化氢，屁就会很臭！

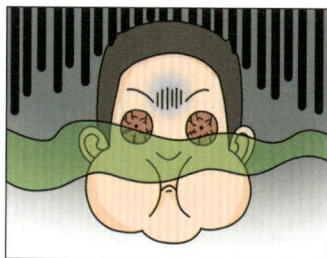

在众多食物里，豆类中有难以消化的低聚糖（如棉子糖、水苏糖），而人

体缺乏分解这些糖的 α - 半乳糖苷酶，导致它们进入结肠后被肠道细菌发酵，产生二氧化碳、氢气等气体；同时，豆类中的可溶性膳食纤维也会被肠道菌群发酵产生气体，而抗营养因子（如胰蛋白酶抑制剂）可能干扰蛋白质消化，进一步生成含硫气体（如硫化氢）。

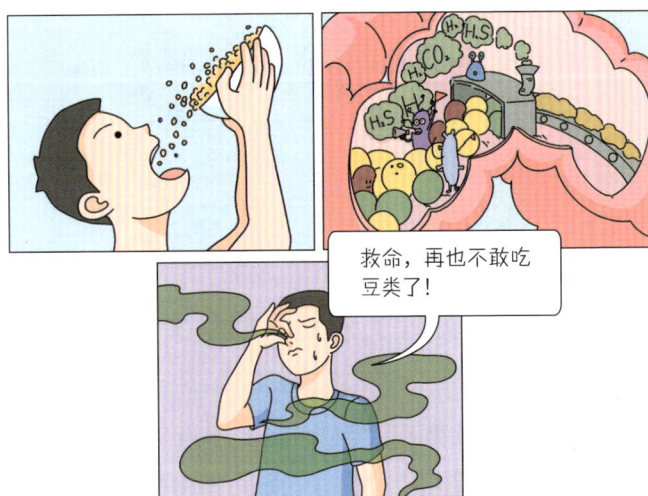

救命，再也不敢吃豆类了！

另外，像洋葱、大蒜和韭菜这些本身就具有特殊气味的食材，有时也会给屁带来一些不可描述的味道。

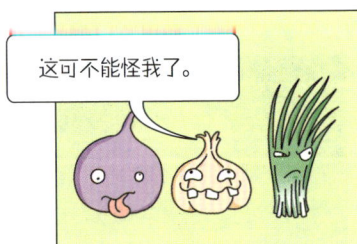

这可不能怪我了。

看来，憋屁除了不那么社死以外，没一点好处！所以为了大家的健康，希望你可以勇敢地"噗噗噗"。

# 吃完饭躺下休息可能更有助于消化？
# 真的假的

调查小问卷：吃完饭你喜欢做什么？

A. 散步消食

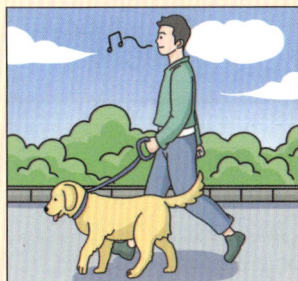

B. 躺在沙发上"摆烂"

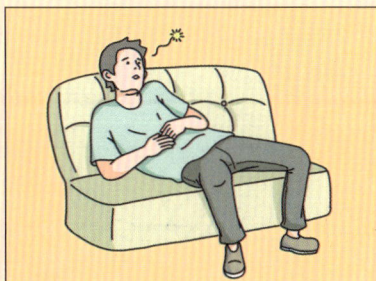

俗话说得好，饭后百步走，倒拔垂杨柳。

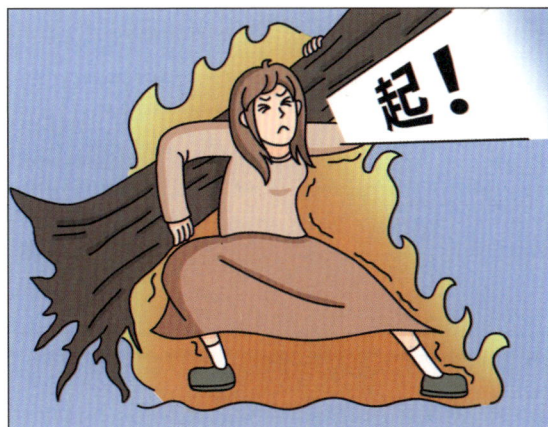

可见饭后适当的活动不仅有助于消化，而且延年益寿。然而新生代年轻人则表示：道理我都懂，可我的身体有自己的想法。

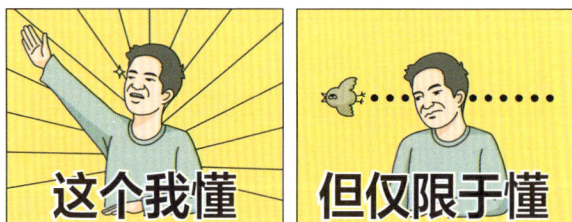

吃完饭后，心里明明想的是"我要活到九十九"，奈何身体太诚实了，不听指挥就躺下了。

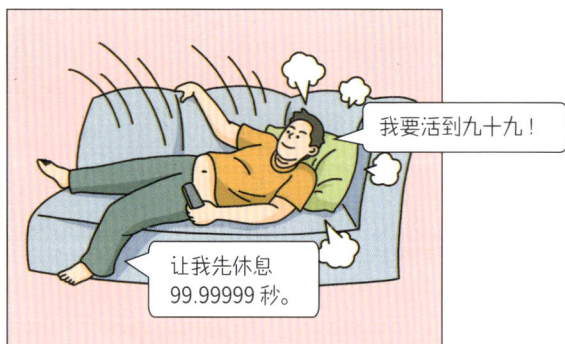

其实也不能怪大家懒，主要还是身体构造的"锅"！

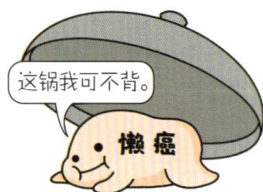

人体消化和吸收食物的过程是很慢的，那么多食物一股脑地进了胃里，迎来了消化高峰。对于消化道的血液来说负担是很重的，工作忙不完，那就只能

请求支援。于是，全身（包括大脑和四肢）的部分血液涌向胃肠帮助消化。

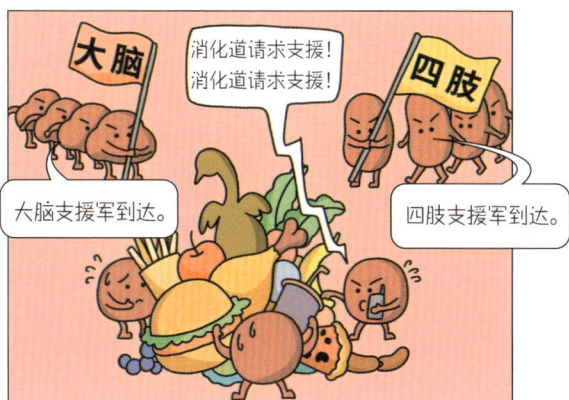

血液减少后的大脑就像缺少润滑油的机器，这时候的你，反应迟钝，除了困还是困，好像只有躺着休息才能拯救你。如果在全身血液帮助胃肠消化的时候，你却选择了运动，那就是在影响消化！

运动总得动手动脚吧？这一动，有一部分血液就得从胃肠流到四肢。人家正在帮忙消化，帮到一半走了，那消化速度就会变慢，这不是纯纯添堵吗……

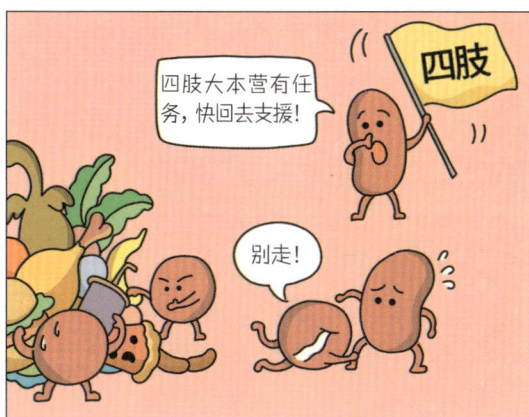

通常饭后数小时，食物才会消化完毕，因此，饭后半小时胃肠道必须有充足的血液供应。

| 食物消化时间表 | | |
|---|---|---|
| 食物类型 | 所需时间 | 备注 |
| 水果 | 30 分钟～1 小时 | 瓜果类水果中，西瓜消化最快、香蕉耗时最长 |
| 蔬菜 | 45 分钟～2 小时 | 冬瓜时间最短，其次为茄果类蔬菜（如番茄、茄子），之后是叶类和花菜类蔬菜；消化时间最长的是根茎类蔬菜（如红薯、芋头） |
| 谷物 | 1.5～3 小时 | 流质或半流质的谷物食品（如粥）消化时间较短，经过发酵且没有添加油脂的食物（如馒头）也较容易消化 |
| 蛋白质 | 1.5～4 小时 | 牛奶、豆浆等流质蛋白质食品较好消化，而牛肉、鸡肉等蛋白质丰富的肉类则需要 4 个小时或更长的时间进行消化 |
| 脂肪 | 2～4 小时 | 植物油比动物油更容易消化，脂肪与谷物或蛋白类食物共同摄入会延长后者的消化时间 |

所以，饭后躺着更有助于消化才不是偷懒的借口。

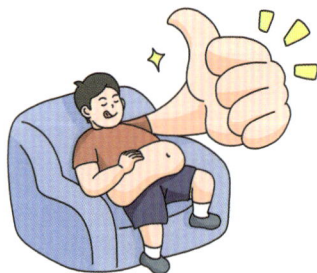

但是吃完饭就躺着也太罪恶了，真的不会长胖吗？

## 答案是：不会！

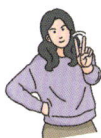

不论是躺着、坐着还是站着，消耗的卡路里相差无几。

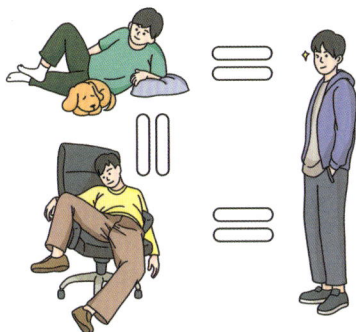

因为消化吸收是一个很慢的过程，刚吃下的食物被储存在胃里，几个小时后才能完全被消化。之所以大家觉得吃完饭躺着会长胖，还是因为大部分人，只要屁股一沾凳子或床，就很难再起来了，一躺、一坐就是好几个小时，每天都缺乏运动，肥肉当然就会默默爬上你的腰啦！

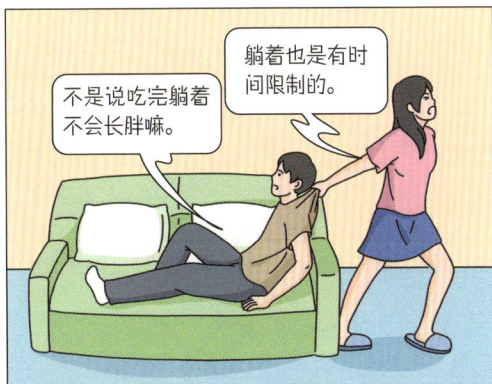

躺着也是有时间限制的。

不是说吃完躺着不会长胖嘛。

虽然吃完就躺着好处这么多，但是"怎么躺"也有学问！

## "怎么躺"也有学问

**姿势要正确**

胃就像一个月牙形状的气球，中间膨大的部分叫胃体，两边窄小的位置是食物的入口（贲门）和出口（幽门）。正常情况下，胃体朝向左侧，而贲门和幽门朝向右侧。

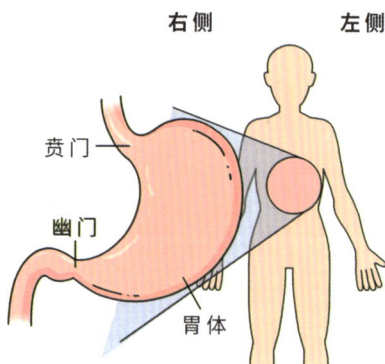

右侧　　左侧

贲门

幽门

胃体

假如饭后选择右躺，那食物由于重力作用都集中于幽门处，由于幽门是胃的出口，幽门一旦承受不住重量，就会"开仓放粮"，把食物送到十二指肠。

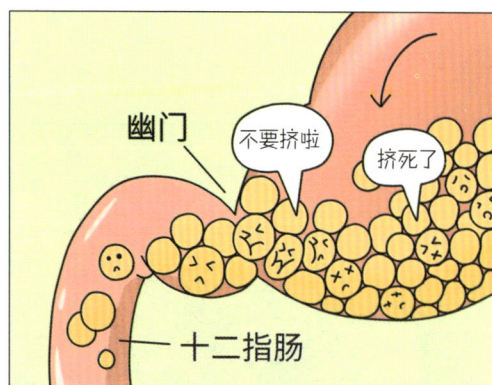

幽门

不要挤啦

挤死了

十二指肠

十二指肠突然增加工作量肯定也不乐意，消极怠工的结果就是消化不良，长期如此，一系列胃病就会接踵而来。所以饭后躺下尽量选择左侧卧位吧！（如果本身就有胃动力不足或其他胃病的人不建议尝试哦。）

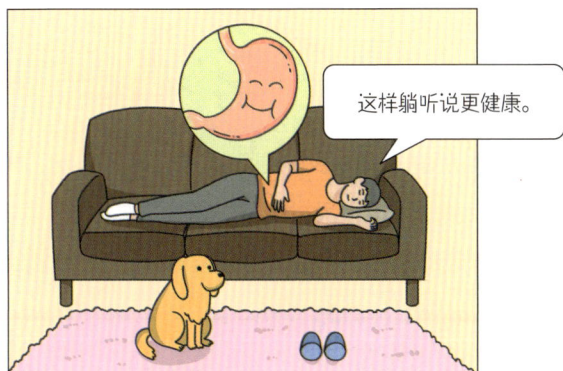

## 不能吃太饱（建议七分饱）

正常情况下，我们吃饭后不会出现胃食管反流，这是因为贲门平时处于关闭状态，即使平躺、倒立，胃内的食物也不会反流进入食管。但是吃得过饱、过快就容易导致胃内压力升高，食物、胃酸等容易冲破贲门发生逆流。长此以往，就会形成胃食管反流，不仅影响消化，还伤食管。

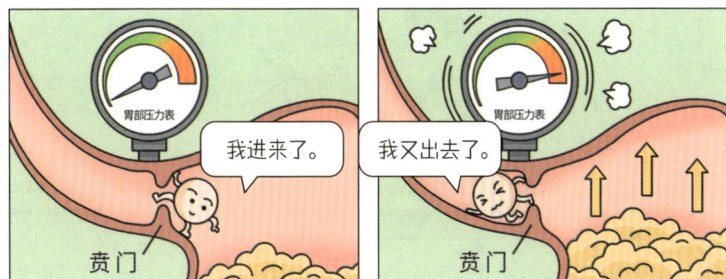

## 躺下 ≠ 睡觉

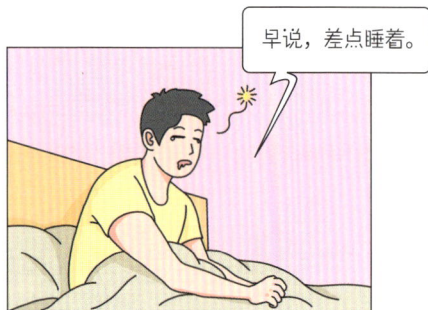

请注意，饭后可以躺着，但不可以睡觉！

人睡着时肠胃蠕动变慢，身体自动调节为"低功耗模式"，消化工作就需要花费更多的时间，给肠胃加重了负担。而且睡觉时身体内部器官在默默修复，这个时候还要分出精力消化食物，睡眠质量也会降低。

总之，躺着是可以的，只要别睡着就行。

## 饭后偷懒的正确做法

饭后 30 分钟或 1 小时左右，以上半身垫高一点的姿势躺着，使胃部保持在相对较高的位置，然后静静地等待食物消化就可以啦！

如果实在躺不住，坐着、站着都可以，只要避免做过于剧烈的运动就好。

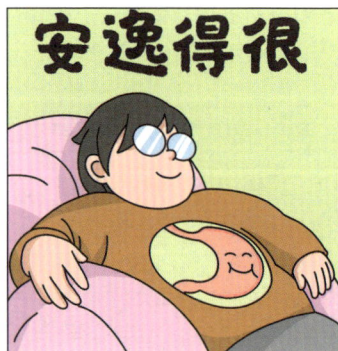

# 吃货也任性：千奇百怪的异食癖

到了月底，一些人便开始喊着：要"吃土"了。

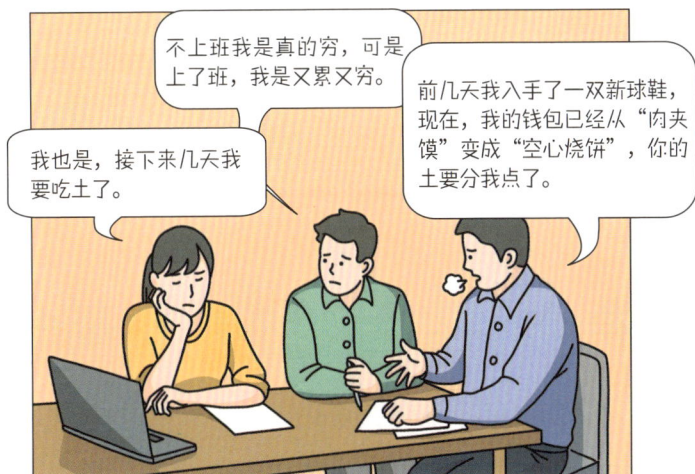

> 不上班我是真的穷，可是上了班，我是又累又穷。

> 前几天我入手了一双新球鞋，现在，我的钱包已经从"肉夹馍"变成"空心烧饼"，你的土要分我点了。

> 我也是，接下来几天我要吃土了。

一个个喊着没钱了要"吃土"，可大家就是说说而已，也没见谁真的去吃土哟！

不过这还真不是个玩笑，有的人是真的过着吃土的日子……

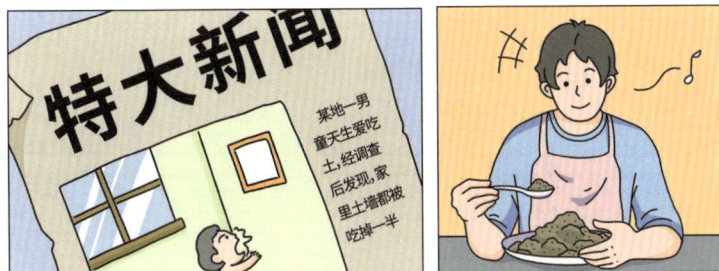

特大新闻

某地一男童天生爱吃土，经调查后发现，家里土墙都被吃掉一半

不要觉得他们很奇怪，在爱吃土的人眼里，土的味道和巧克力差不多。

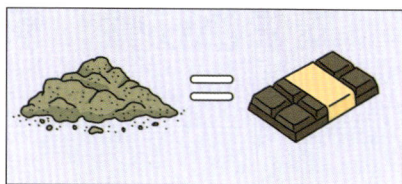

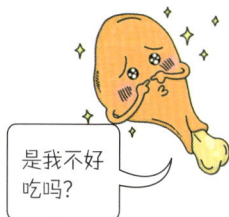

这些人为什么放着大好美食不吃而要吃土呢？

是我不好吃吗？

## 爱吃土，是怎么回事

其实，这种情况在医学上被称为异食癖。

异食癖是由于代谢功能紊乱、味觉异常和饮食管理不当等引起的一种非常复杂的综合征。说白了，就是人体各项功能不按规矩办事，味觉系统不能正常工作，土都变得好吃了。

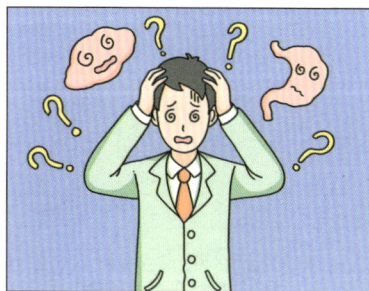

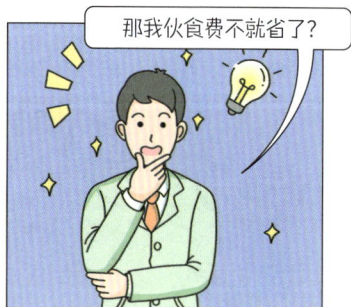

那我伙食费不就省了？

他们食用的物质，并非营养身体所需的，且在大众的认知中通常设定是不可食用的，当这种行为持续一个月以上时，就被称为"异食癖"。

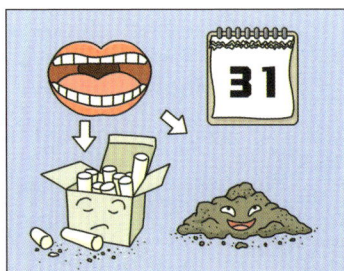

吃土都不算什么，有些异食癖患者吃的东西会让你大跌眼镜，有些人吃肥皂，还有人会吃头发……

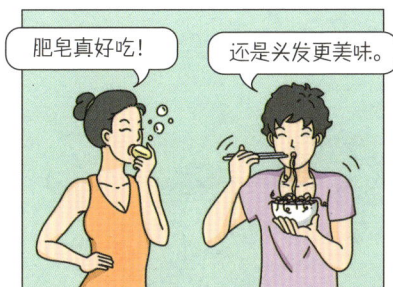

异食癖常见于孕妇、儿童及有发育障碍的人。

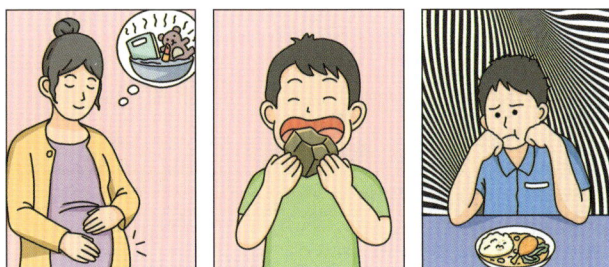

# 为什么会有这种进食癖好

## 矿物质失衡

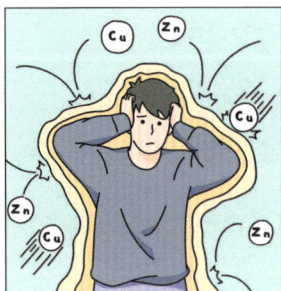

异食癖是缺铁性贫血的临床症状，还可能伴随其他矿物质不平衡或缺乏，如锌或铜缺乏。

锌失衡导致人无法控制地想要咀嚼织物、衣服、橡皮擦、木头和铅笔等。

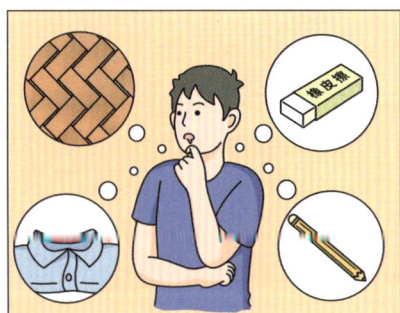

比如一些人不爱吃茄子，除了口感等原因以外，还有可能是因为体内缺锌。锌和铜在人体内的吸收存在一定的竞争关系，当其中一种过量摄入的时候，另一种的吸收可能

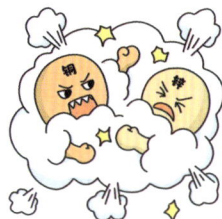

就会降低。

而茄子中含有丰富的铜，当人体内缺锌时，这种不平衡可能会导致味觉感知的改变，使得人体对某些金属味（如茄子中的铜所带来的味道）更加敏感，从而感觉茄子吃到嘴里有淡淡生锈的金属味。

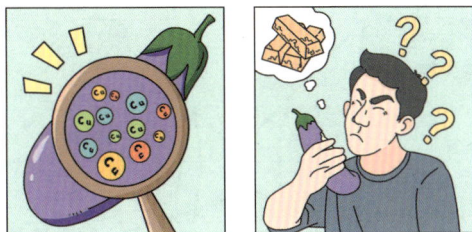

家庭教育背景因素

异食癖还与父母疏忽对孩子的照顾或环境不正常有关。

年龄小的孩子缺乏对事物的正确认识，当他第一次吃不能食用的异物时，如果家长没有及时制止，孩子会认为吃异物是被默许的，日久成为习惯，变成不易解除的条件反射。

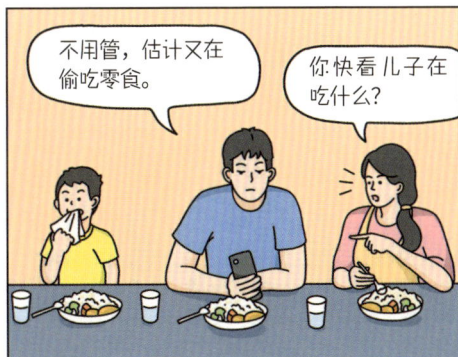

异食癖的危害不仅仅在于将一些奇奇怪怪的，甚至有毒有害的物体吃进体内，还会导致贫血、腹泻、便秘、中毒、肠梗阻、寄生虫感染等多种疾病。

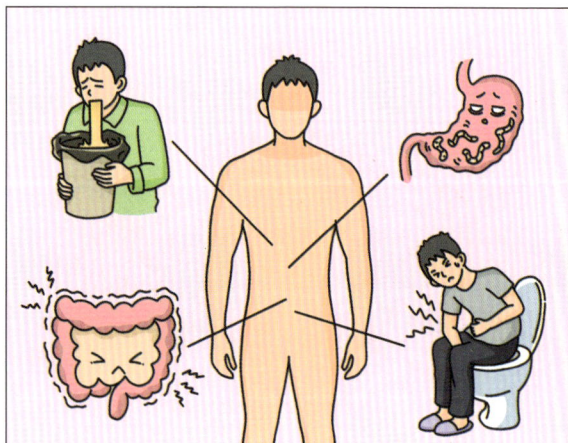

## 异食癖的危害，远比你以为的更厉害

### 损伤身体器官

异食癖很容易让身体器官遭受损伤，因为患者长期食用一些不能消化的物品，甚至是尖锐的物品，会导致胃部出现疾病，如玻璃、钉子、棱角尖锐的石子，这些物品进入体内很容易划伤食管、胃部，甚至割裂身体器官，严重者会危及生命。

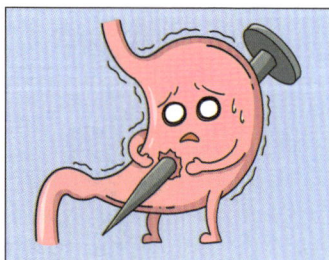

## 导致多种并发症

患者吃颜料、油漆，会导致铅中毒；土吃多了，会导致消化不良或营养元素缺乏；进食头发，可能导致肠梗阻……

这些危害都有着巨大的危险性，严重的甚至能夺走人的生命。

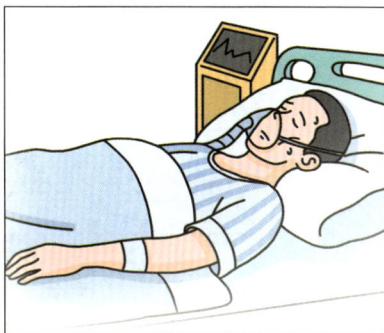

# 对于异食癖，积极防治很重要！

## 营养均衡

生活中要注意饮食全面，均衡摄入锌、铁等微量元素，含锌量高的食物有牛肉、猪肝、鱼类、蛋黄等。

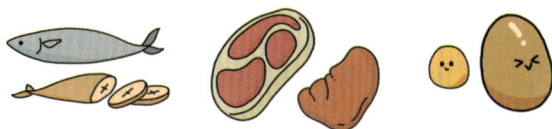

贝壳类食物的含锌量也是非常高的，如牡蛎、蛤、蚌等都含有较多的锌，若以含量来说的话，牡蛎又是其中的最优者。

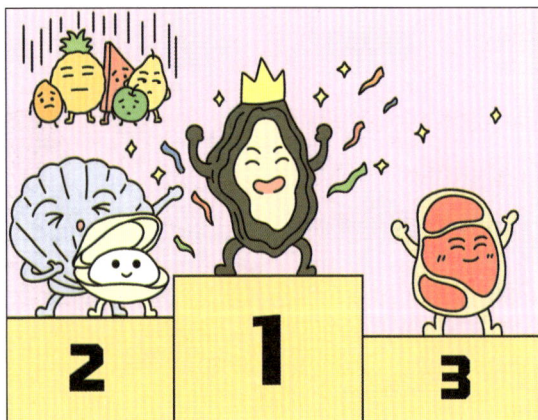

含锌量比较高的植物性食物有豆类、花生、小米、萝卜、大白菜等，而水果中锌的含量较少。

### 细心观察

　　父母要注意观察孩子的行为。

　　如果孩子有异食的表现，比如较小的东西随意吃下去，较大的东西就用舌头去舔，不听劝阻，躲在一边悄悄吞食，父母一定要多多留意！

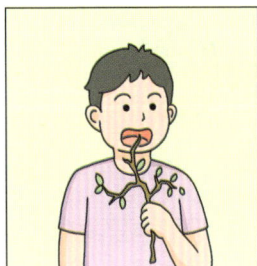

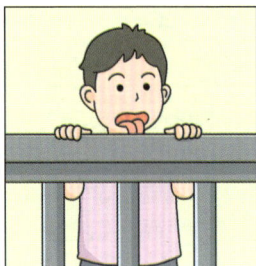

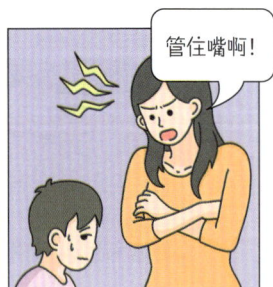

异食癖可能是一个短期的行为，也可能是长期的。

小孩子在口腔探索阶段喜欢乱吃东西，家长可以试着给他多吃一些动物肝脏、牡蛎等食物补充足够的铁和锌。

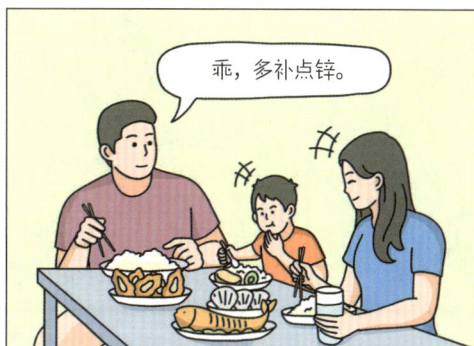

对于成人而言，一般的异食癖不会给他人和社会带来危害，对自身的伤害也不大，加之成人对异食可能造成的危害有足够的认识，具有一定的自控能力。所以通常情况下，成人异食癖不需要专门进行心理矫正。

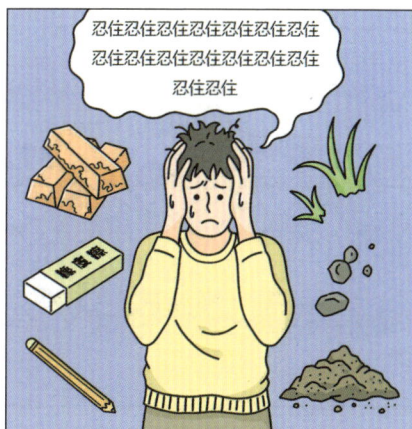

如果必须治疗，医生一般采用厌恶疗法等心理治疗方法，逐步减少患者对异食的嗜好。

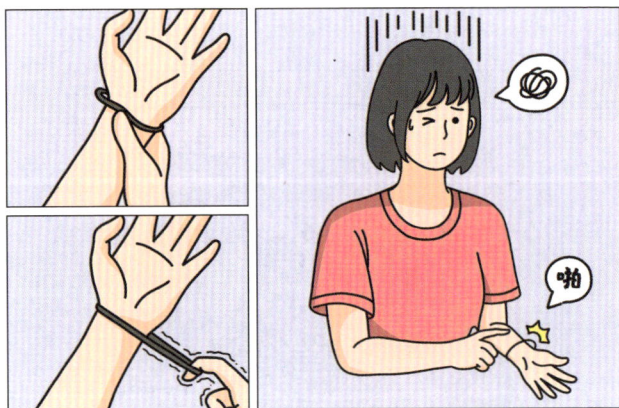

真的"吃土"，其实是身体异常发出的信号。如果发现身边的人喜欢吃一些奇奇怪怪的东西，不妨多留个心眼，带他们去医院检查，让医生帮忙找出病因，以免耽误病情。

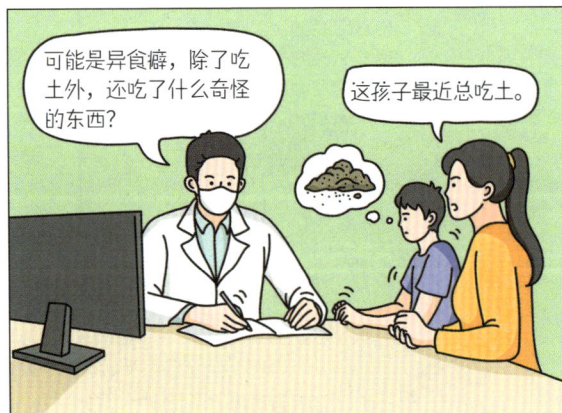

# 那些年你憋回去的便便，最后都去了哪里

历史上，有这样一位"厕所里的超级英雄"，每天都在与马桶进行一场"史诗般的对决"，他就是 20 世纪 40 年代的一名美国男子，也是历史上第一位被屎憋死的人，他创造了"3 年不排便"的惊人纪录。

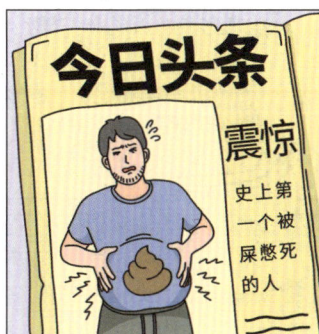

这可真是个让人哭笑不得的"屎"上最强！

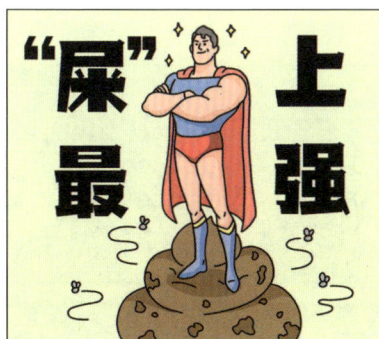

憋屎，总归是个不太美好的体验，主动憋与被迫憋，又是两种不同的感觉。

人有三急，不管你是谁，当屎意来敲门时，周遭世界所有的事情都与你无关，此时何以解忧？唯有一泻千里。

坐上马桶那一刻，好似关得死死的阀门突然打开，爽！

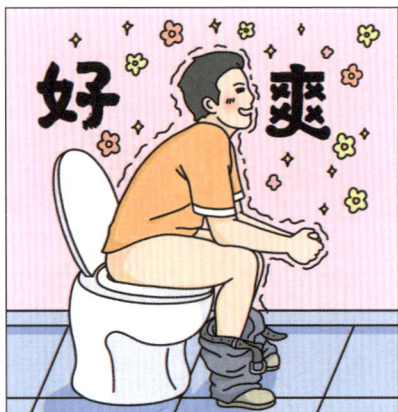

但也不是每次都能这么碰巧。

如果你吃的东西凑成了"一群肠道旅游特种兵"，又没在家，恰巧你要去的公共厕所前面排了 4、5、6、7、8……好多人。

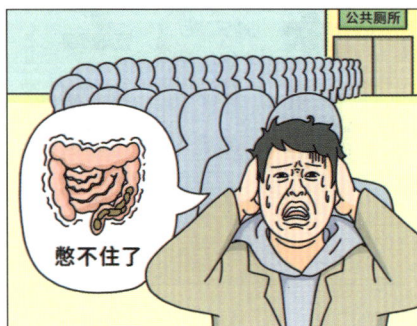

或者离你最近的厕所还有 20 分钟的路程。

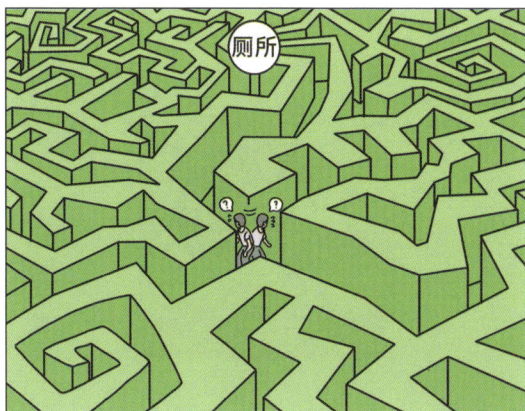

你着急、焦虑，想要直接一个"闪现"到厕所！奈何现实总是残酷的，你看了眼导航，前方拥堵……

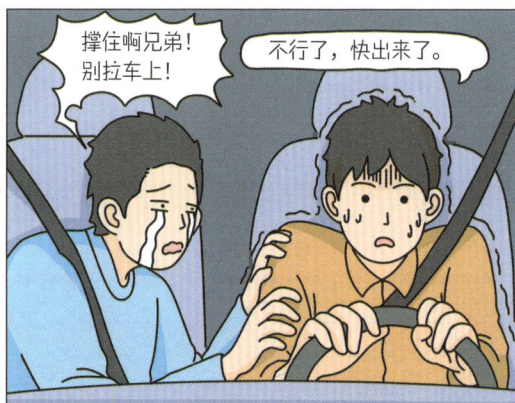

这些想"屎"又"屎"不出来的时刻，只有经历过的人才懂，是不是你跟我！

恭喜你，体验到了一种与众不同的感觉。

有些屎出去了则罢了，而有些用尽全力被憋回去的，可能短时间内都不会再"翻腾"了，渐渐被遗忘。直到你下一次排便，才可能会想起：啊，刚才的屎没拉！

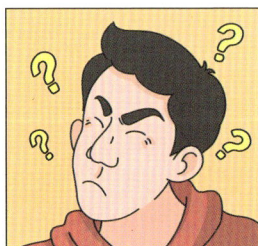

此时此刻，本着打破砂锅问到底的精神，你是否产生过疑问，刚才的便意如浪潮一样波涛汹涌，平静下来后，便便去哪里了呢？

## 首先要知道便便是怎么产生的

吃东西时，我们会通过牙齿把食物咬碎（这里可以看作是研磨机在研磨食物）

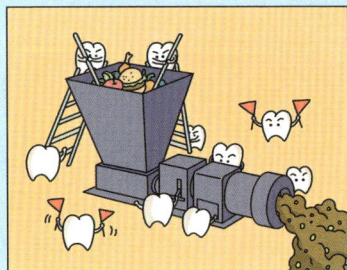

咬碎的食物经过食管落入胃内，胃独特的结构好似一口满是胃酸的大锅，等待着食材的加入并与之充分混合

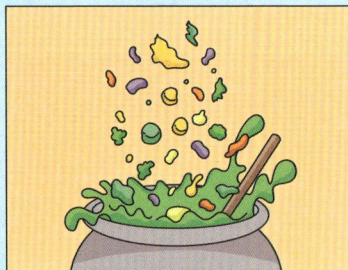

之后就是小肠，小肠中特有的消化液好似一个个送货员，早早在此等候，把维生素C、钙这些营养物质从中吸取并送入人体循环

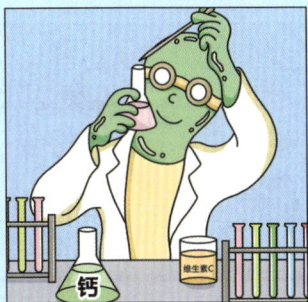

而剩下的食物残渣与水便会进入大肠，由此产生了"准便便"

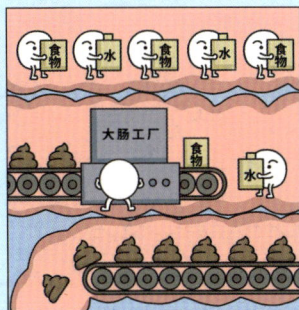

经过大肠的筛选，被身体确认不需要的物质会经过脱水处理到达很重要的一关——直肠。身体里的大部分便便都是储存在直肠中的，待到积聚过多时，直肠就会呼叫总司令部——大脑，大脑决定肛门是否能开闸。

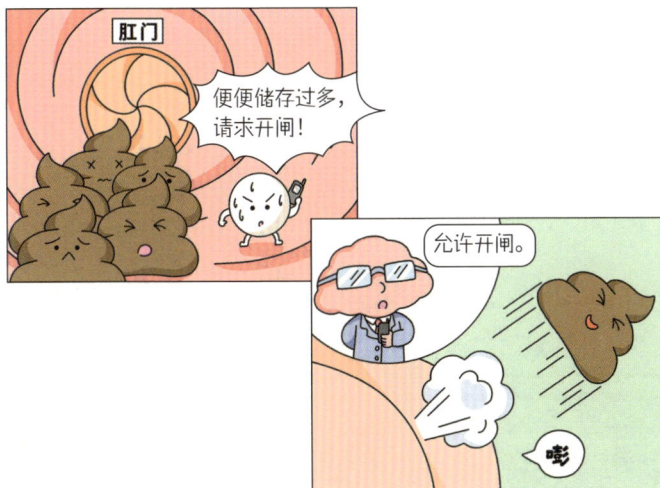

如果可以正常通行，肛门上的括约肌和身体里的腹压便会工作，将便便从体内排出。这就是便便的一生。

但是，如果大脑判定"此时此地，此情此景不宜"，便会抑制便便的排出，等待通行的便便只好返回，直达结肠，等待下次放行。

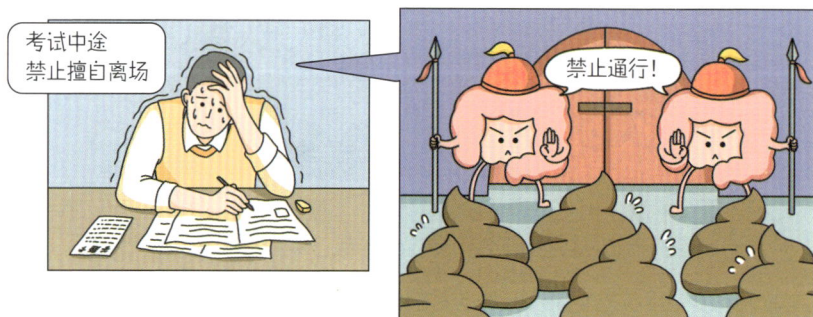

所以过会儿你会发现，拉屎的欲望消失了。

不过憋回去的便便并没有消失，只是打道回府了，重整旗鼓为下次开闸做准备。但下次开闸，只能等到直肠和总司令部再次联系了。

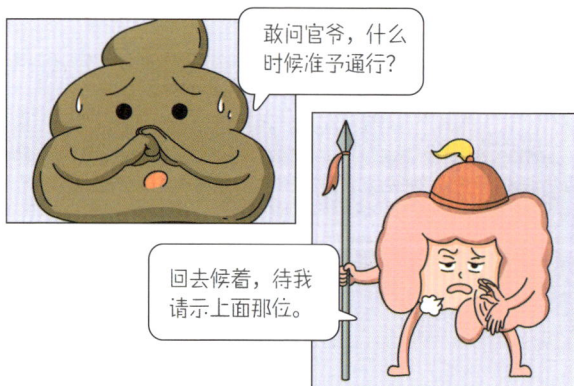

这一等，快则几个小时，慢则好几天……

本来在第一次出闸前的便便已经处于软硬适中、含水量刚刚好（80%）的状态，但没有及时排出，返回结肠的便便中的水分会被再次吸收……

久而久之，大便越来越干燥（含水量10%），而那些已经不能被吸收的，可以称之为"代谢废物""毒素"等，就变成了一个个"小石头"。

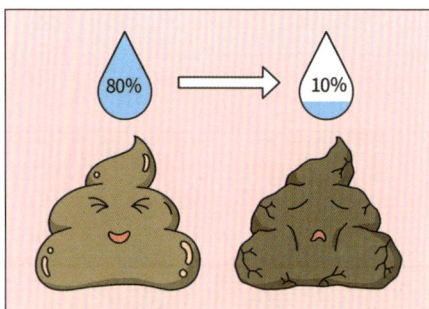

在肠道里的时候没有感觉，但待到下次开闸便便出关之时，肛门会告诉你，这是多么痛的领悟！

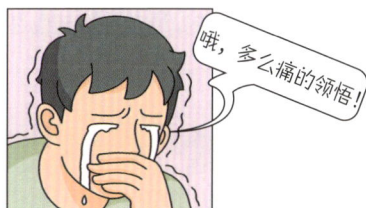

憋便便的次数多了，会成为经常性的行为，很容易造成当代人的噩梦——便秘。而长期便秘会出现痔疮、便血等情况，更严重者，结肠息肉、癌症等统统找上门来。

所以，便意来临时，及时释放自己吧！毕竟，没排出去的便便可不是什么财富，而是我们"一路通肠"的绊脚石！

# 为何睡觉时身体会突然抖一下

你们在睡觉时是不是总有这样的经历，身体突然抖一下。这种感觉就像是身体在自由落体，或者有种踏空的感觉，然后整个人瞬间被惊醒。

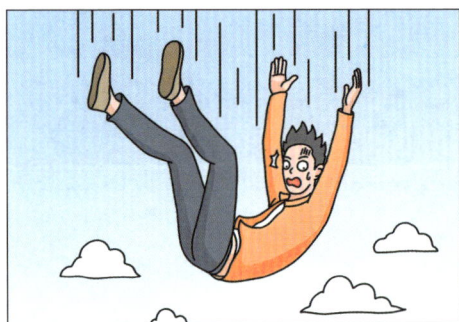

关于睡觉时身体突然抖一下的现象，网友的看法也是五花八门。

有的人说是因为身体正在长个。

要真的是这样的话，那没事儿就多躺在床上抖一抖，个头和珠穆朗玛峰来个一较高下也未尝不可。

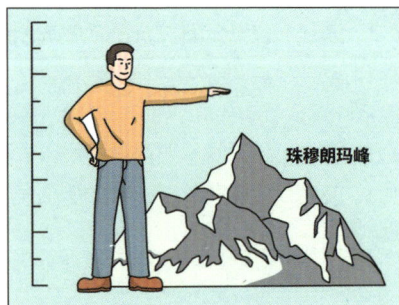

也有的人说，这是大脑观察到身体长时间不动，所以想看看你是不是死了？

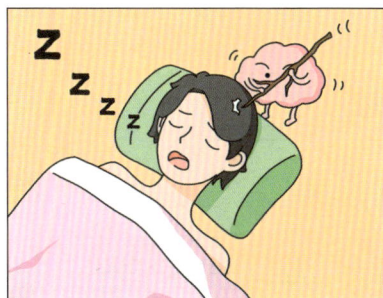

其实，以上两种说法都是没有科学依据的！

身体不由自主抖动的现象，属于临睡肌抽跃症，通常在入睡不久后发生，这是一种无意识的肌肉抽搐，有时伴有跌落或踏空的感觉，会使人惊醒。

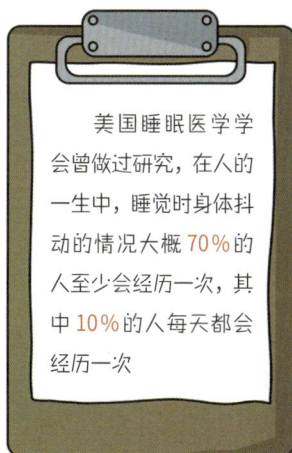

美国睡眠医学学会曾做过研究，在人的一生中，睡觉时身体抖动的情况大概 70% 的人至少会经历一次，其中 10% 的人每天都会经历一次

国际睡眠医学学会将睡眠分为 5 个阶段，有实验表明，睡觉时，如果在快速眼动期被唤醒，大部分人表示刚刚在做梦，而临睡肌抽跃症就最易发生在快速眼动期。

01 昏昏欲睡
持续 5 ～ 10 分钟

浅层睡眠
持续 20 分钟 02

03 适度睡眠
持续 10 ～ 20 分钟

深度睡眠 04
持续 30 分钟

05 快速眼动期
睡眠中眼球快速运动

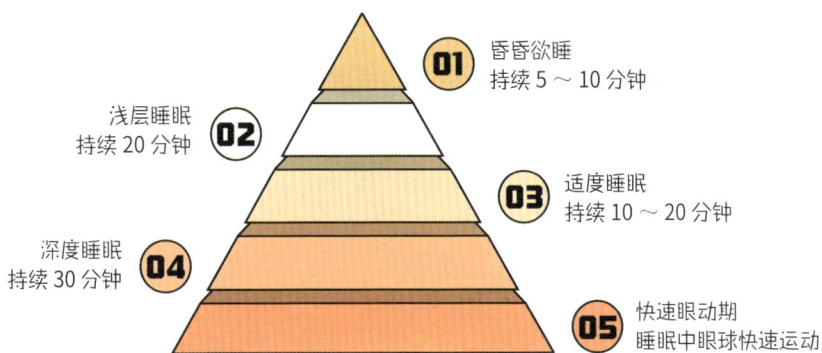

如果偶尔出现这种现象，是不用担心的。

## 睡觉时身体抖一下是为什么

睡觉时身体抖一下，其实是因为当身体过于疲惫、压力过大，或工作时间过长时，人的睡眠质量一般就会处于不好的状态，身体会因为外在因素造成精神紧张，导致大脑觉醒和睡眠两套系统间的动态平衡失调。

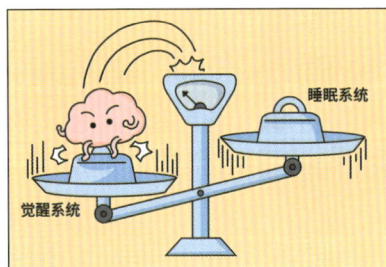

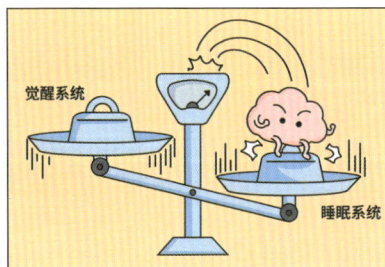

再者就是缺钙，当体内的血钙含量低的时候，会导致肌肉 - 神经兴奋性亢

进，引起痉挛抽搐。

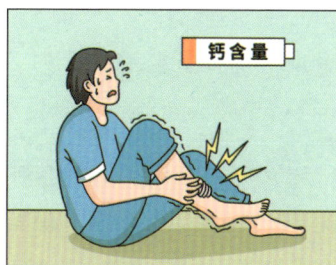

当然，如果多次出现睡觉时身体抖动，还伴随头痛、头晕等症状，这个时候就要引起重视了，有可能是由脑部病变引起的，比如脑缺氧后遗症、脑外伤后遗症、脑炎等，身体这时"抖一下"，是大脑在向你发出求救信号，提醒你身体健康已经开始亮红灯，需要及时去医院就医了。

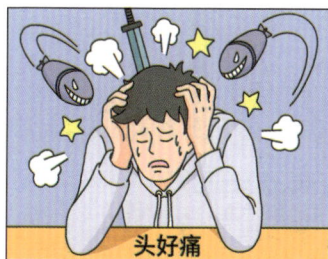

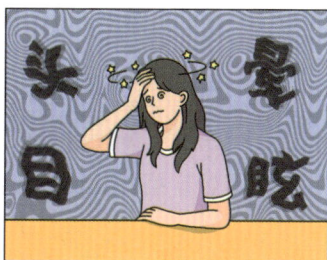

睡觉时身体抖一下是无法改变的生理现象，既然这样，试试以下几个减少"抖动"的方法吧！

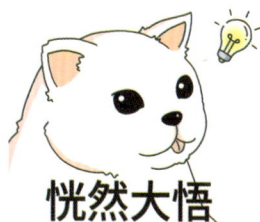

**如何减少抖动**

首先要确保生活作息规律，同时要学会释放压力，比如学习箱式呼吸法就是一个很好的选择。

箱式呼吸法：首先，缓慢吸气，持续 4 秒，感受肺部吸饱空气；接着，屏住呼吸，持续 4 秒；然后，缓慢呼气，持续 4 秒，感受肺部排空空气；最后，再次屏住呼吸，持续 4 秒。重复上述四个步骤，持续至少 1 分钟，可视个人情况延长时长。赶紧试试吧。

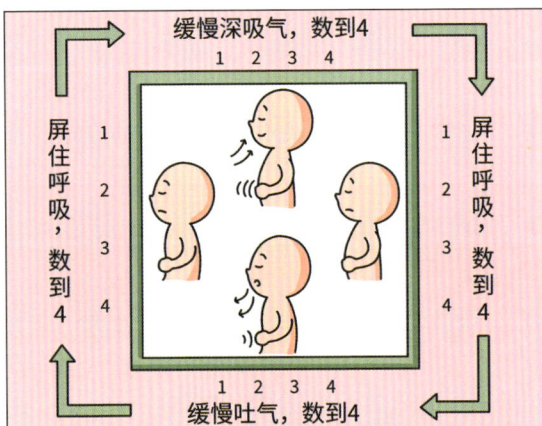

**注意事项：**

- 避免过度屏气：过度屏气可能导致头晕或不适，应遵循 4 秒的标准节奏。

- 避免用力吸气或呼气：过于用力地吸气或呼气可能引起呼吸困难或胸腔部位不适。

- 保持放松：练习时应保持放松，避免在过于紧张或嘈杂的环境中进行。

其次，在饮食方面也要注意，特别是下图中的几类人群。

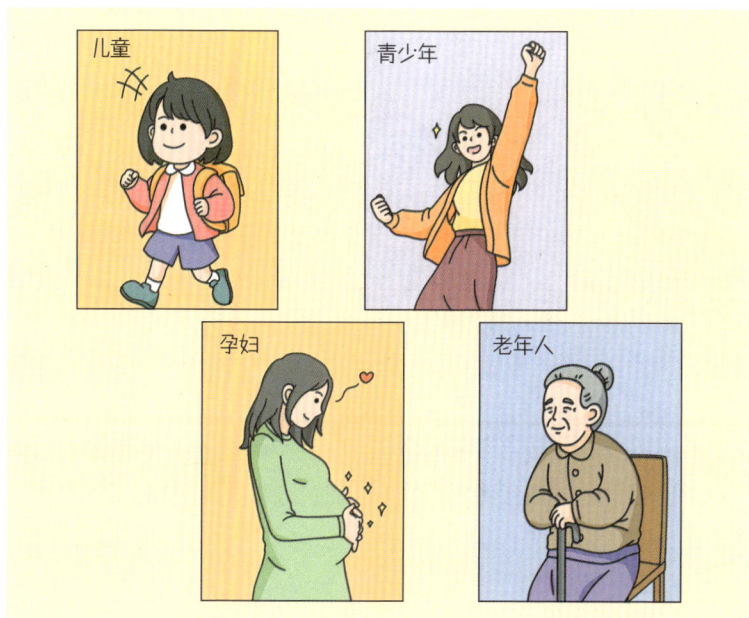

饮食方面可以多吃一些含钙的食物，如大豆、坚果、虾米、虾皮、乳制品、绿色蔬菜、海带、骨汤等。

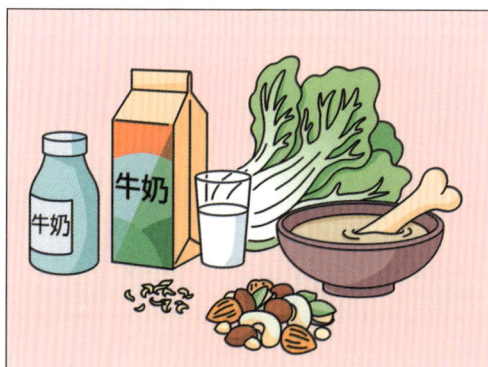

在补钙的同时还要养成避免钙流失的好习惯，如忌烟、限酒、饮食少盐。

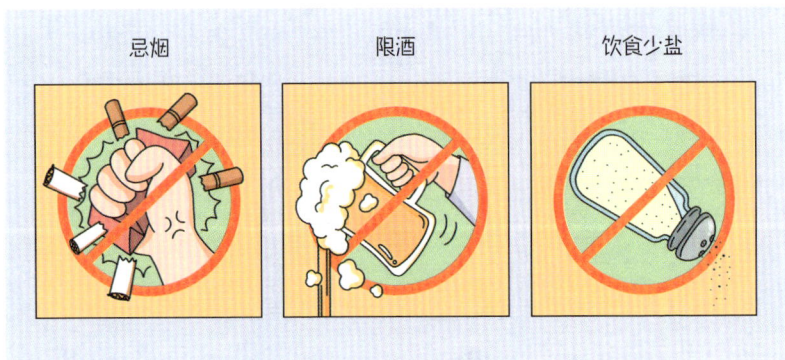

| 忌烟 | 限酒 | 饮食少盐 |

在多数情况下，睡觉时身体突然抖一下被惊醒，其实就跟打嗝是一样的，属于一种自然现象。但是频繁出现这种情况还是建议引起重视，及时就医！

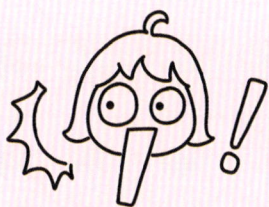

# 码住！

## 第二章

### 正确开启生活新大门

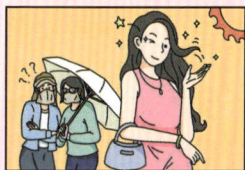

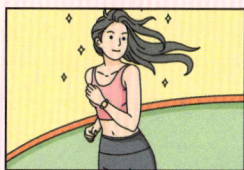

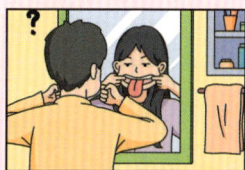

# 常年防晒的你真的"防"对了吗

在炎炎夏日，女性最在意的话题当然是—— **防晒！**

身上抹防晒霜

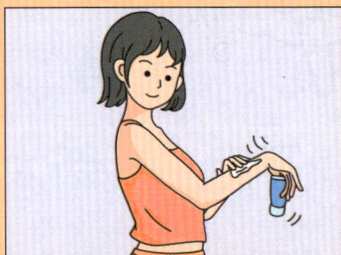

腿上喷防晒喷雾

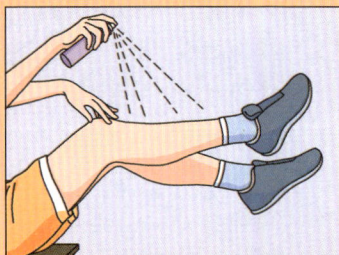

头上戴着遮阳帽

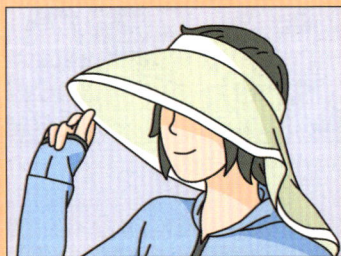

打着遮阳伞

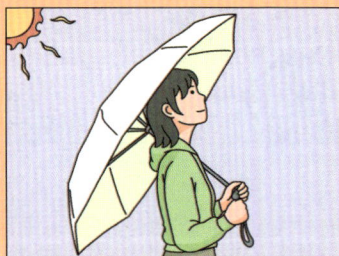

没做好防晒不仅会变黑，还会变丑、变老……

每一个后果都是"生命不能承受之重"！

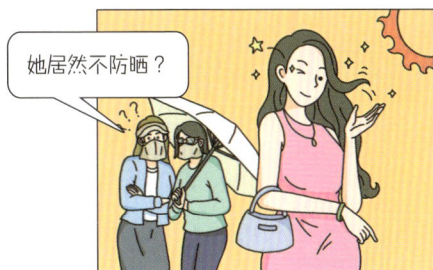

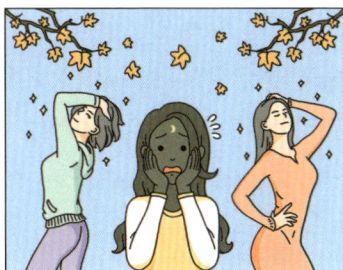

不想变丑，首先就要了解使皮肤晒黑的元凶——紫外线。

紫外线主要包括 UVB、UVA 两种（我们就叫他们小 A、小 B 吧）。在皮肤毫无准备的情况下，小 B 突然出现，发射"动感光波"直达皮肤，皮肤开始发红、爆皮，严重时会引起明显灼烧，损害周围皮肤。

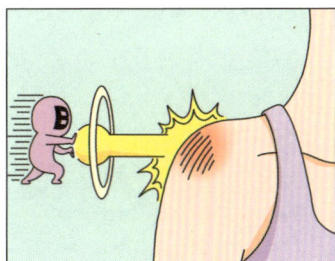

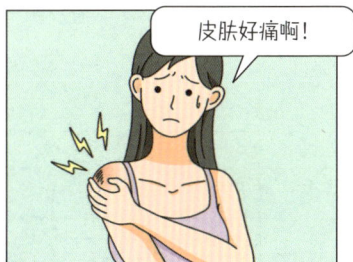

紧接着，小 A 开始发力，发射 plus 穿透力超强光波，直抵皮肤真皮层，激活表面黑色素沉着，使局部变黑，也可以直接摧毁局部细胞和弹性纤维，使皮肤产生明显细纹。

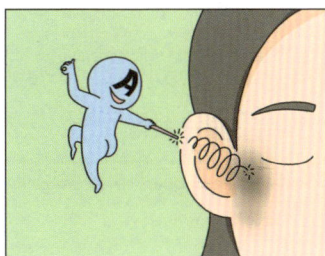

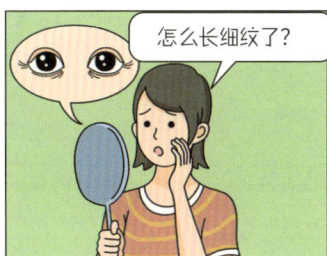

所以做好防晒真的很重要！

像日常生活中的"脸基尼"、太阳伞、遮阳帽、太阳镜、防晒衣等都是大家为了积极防晒，在群众智慧中产生的常见遮阳产品，我们将使用这些遮阳产品进行防晒的措施统称为物理防晒。

## 废话不多说，硬核防晒，直接上图

**硬核防晒经典法——全身包裹**

从帽子到墨镜再到口罩，遮挡得严严实实，脸部的半寸皮肤都绝对不能露在外面。

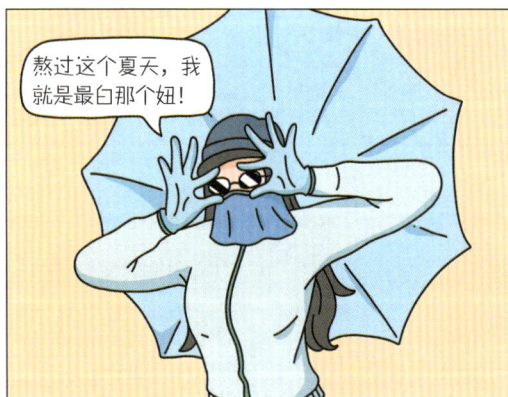

但是，由于阳光下的紫外线是立体包围着我们的，戴帽子、伞、太阳镜等物理防晒措施只能挡住一定角度的直射，地面或水面的反射可能就挡不了了，一不注意就会变成下图的样子。

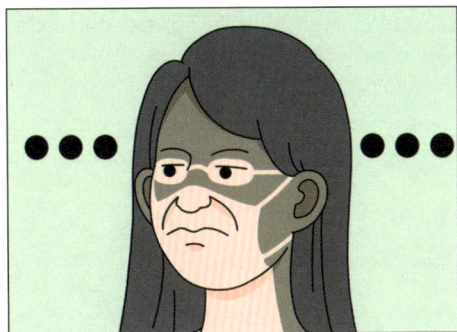

## 硬核防晒经典法二——化学防晒

如果说物理防晒是"最简单粗暴、对紫外线不留情面"的防晒措施，那么化学防晒就是作用于皮肤表面，与紫外线"暗自较劲"，直击紫外线核心原理的防晒措施。

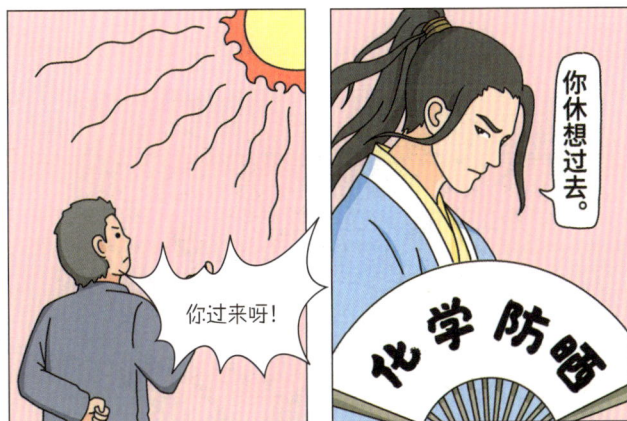

化学防晒使用产品不当时，不仅无法起到有效的防晒效果，还可能引起其他皮肤问题。

而这也是我们今天要重点了解的化学性防晒小知识，让你整个夏天"不走弯路，白到发光"！

关于防晒剂，大家印象较为深刻的两个指标是"SPF"与"PA"。

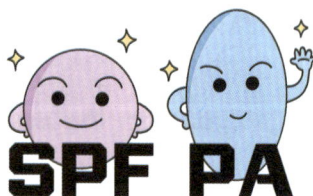

这两个家伙几乎刻印于各种防晒产品的表面，其中 SPF 称为"防晒系数"，PA 称为"防晒指标"。别小瞧这两兄弟，他们分工明确，在被涂抹至皮肤表面享受日光浴的同时，也发挥作用保护了局部的"娇嫩肌肤"。

人体皮肤被日光直射 20 ~ 25 分钟后，就会发红。但提前涂敷 SPF 值为 15、PA+ 的防晒剂，可以有效避免局部皮肤发红、爆皮，还具有预防皮肤变黑的作用。

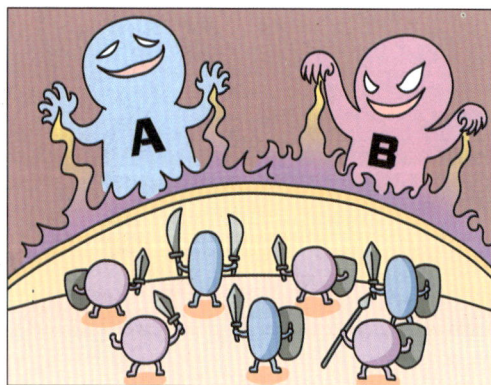

说到这，有网友会思考："SPF"与"PA"越高，防晒效果越好吗?

答案当然是：错！

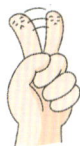

普通的上班族

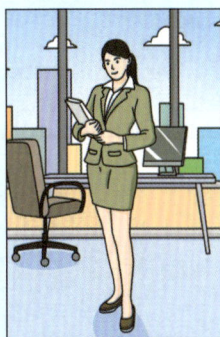

选择 SPF 15
PA+ 的防晒剂

经常在户外的人

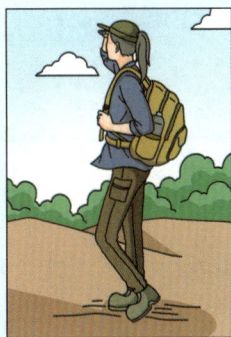

选择 SPF 25 ~ 35
PA++ 的防晒剂

海边活动的人

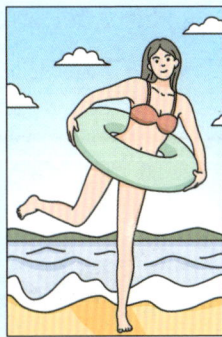

选择 SPF 35 ~ 50
PA+++ 的防晒剂

　　皮肤较为敏感的人群选择防晒剂时，可以挑选植物配方，或含有维生素 E 且不含防腐剂的产品。

　　选择合适的防晒剂后，需要注意正确的使用方法，正确使用也是确保防晒剂发挥其正常防晒功效的关键。

## 提前涂抹

防晒剂于涂抹后 15 ~ 30 分钟开始起效，因此宜在外出前 20 分钟将其均匀涂于暴露部位皮肤。

## 及时补涂

由于出汗、皮肤吸收等因素，防晒剂的保护作用一般在涂抹 2 ~ 3 小时后会出现减弱的现象，因此每隔 2.5 ~ 3 小时应重复涂抹以保证防晒剂持续发挥功效。

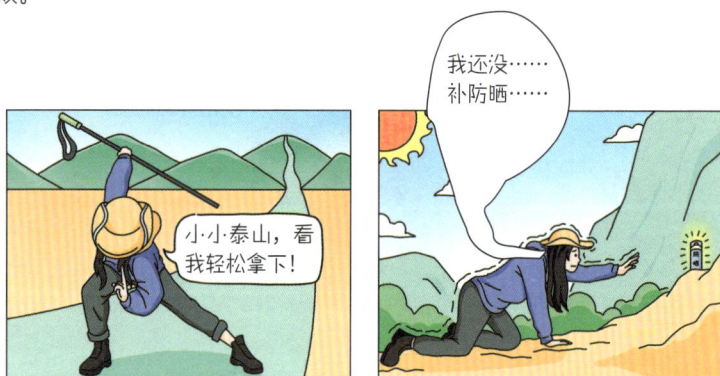

无论使用的防晒剂是否具有防水功能，后期的运动和摩擦均会破坏防晒保护膜，所以进行户外运动或游泳上岸后，应当及时重复涂抹。

## 均匀涂抹

涂抹防晒剂时，要注意做到"雨露均沾"，避免忽视耳后、脖子等部位，否则皮肤可能会

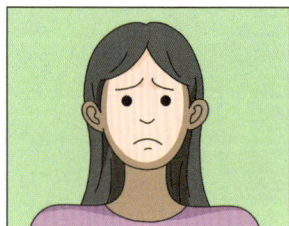

出现"两极分化"的现象哦！

各位女性要注意！涂抹防晒品时，避免过度追求防晒效果，在自身皮肤表面进行"大杂烩式"涂抹，比如涂抹防晒乳不到 20 分钟就使用防晒喷雾或其他防晒产品，整体涂抹较厚。严重时可能会出现某成分叠加浓度增高，从而加大皮肤负担，可能导致过敏现象！

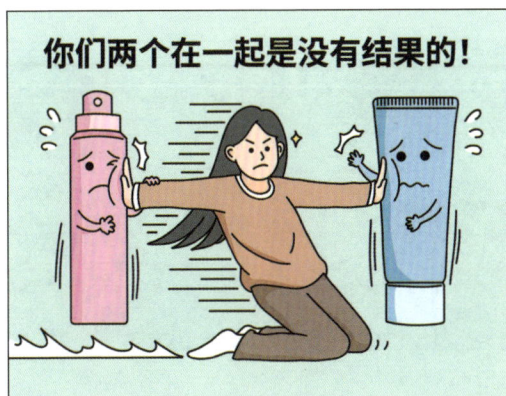

最后，爱囤货的女性尤其需要注意，对于已经开封的防晒剂，即便无变质、变味的情况，最好在 1 年内使用完，因为在与空气接触后，防晒剂中的活性成分会逐渐失去效用，防晒效果也会大打折扣。

以上就是关于"防晒"知识的完整分享！

还不赶紧学起来！

# 这个能让皮肤变好的方法，入股不亏

陈年老梗——"秋天的第一杯奶茶"也许过时了，但是秋天的体测永远不会迟到！

秋天，各大高校都把体测提上了日程，这是一个让大学生们感到恐惧和紧张的终极考验（不仅是大学生，还有经历过体测的各位）。

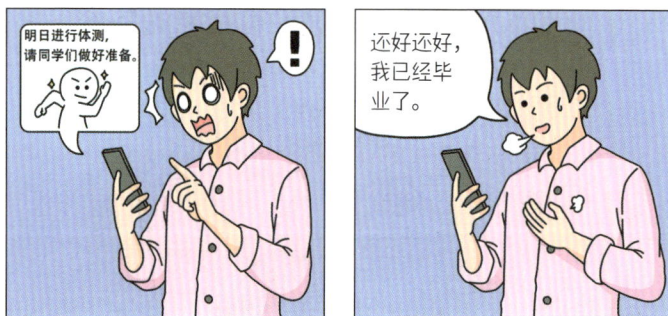

尤其是 800 米跑，让人有一种窒息感。嘴里涌上来的血腥味、满头的汗水，以及通红的脸颊，你以为你是优雅奔跑的美人？不！其实很狰狞！

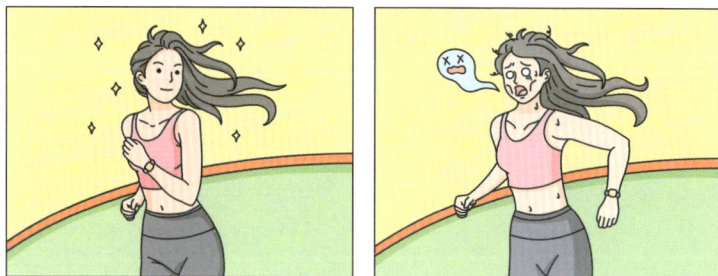

想象中的你跑步　　　　　　别人眼中的你跑步

这对当代"脆皮"大学生来说简直是人间疾苦！

但是，如果我说运动可以让皮肤变好，那你在大汗淋漓地冲刺 800 米的时候会不会更有动力？

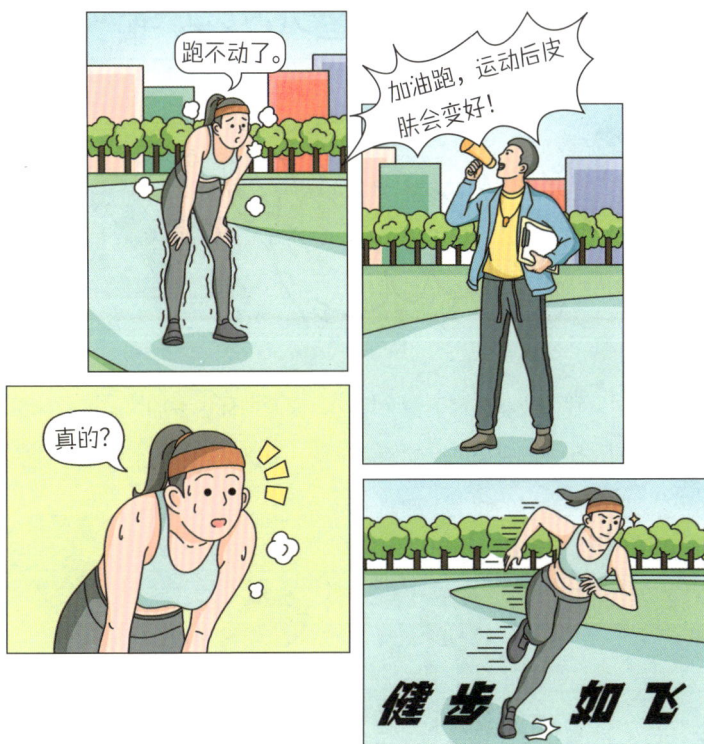

运动会让皮肤变好！不过这和很多人认为的"排毒"一点关系都没有，毕竟我们身体里真的没"毒"。

有理论依据吗？必须有！

在运动的时候，身体为了散热会出汗，而汗液中水分约占 98%，可以为皮肤及时补水，给皮肤带来短期透亮、弹润的效果。

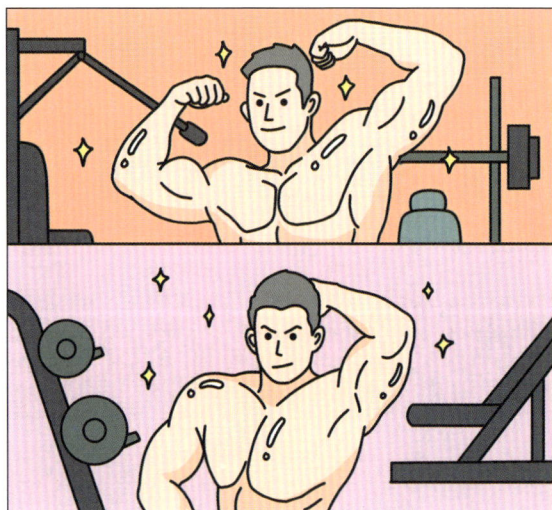

　　与此同时，我们皮肤的血流量会增加，血液循环也会加快，这意味着输出的营养物质到达最外层表皮细胞的速度更快，充满营养的表皮细胞呈现的状态自然更佳。皮肤在变好的路上"动力十足"。

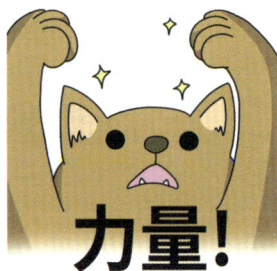

力量！

　　更深层一点，有氧运动（慢跑、骑自行车、游泳）会让我们的大脑放松，神经化学基础之一就是增加"快乐物质"的分泌，比如大家都不陌生的多巴胺。

　　运动时身体能分泌一种名为多巴胺的物质，它可以传递兴奋和开心，这是我们真正的"快乐源泉"，所以心情会变好，激素就会更加平衡，皮肤也就更好。这样一来，一些和激素分泌相关的慢性皮肤病，比如痤疮，就可以通过有氧运动来减轻症状。

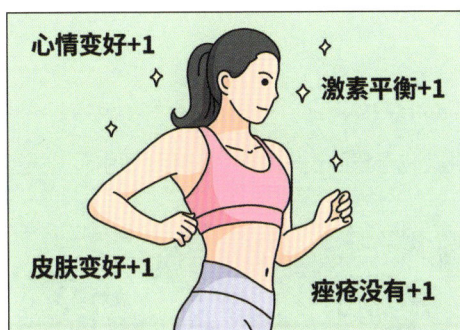

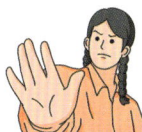

心情变好+1　　　　激素平衡+1

皮肤变好+1　　　　痤疮没有+1

我抗议！我每天运动到气喘吁吁，也没见皮肤变好！

臣附议！

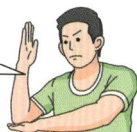

不背锅哦！光拼命运动也没用，运动前后的准备也非常重要。

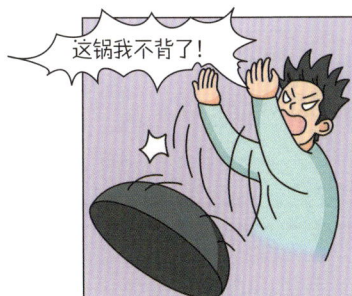

这锅我不背了！

## 掌握这些，皮肤变好的可能性才会更大

认真防晒

如果你要进行的是户外运动，一定记得做好防晒！要不然皮肤变好的速度绝对赶不上光老化（由于皮肤长期受到日光照射而引起的损害）的速度。

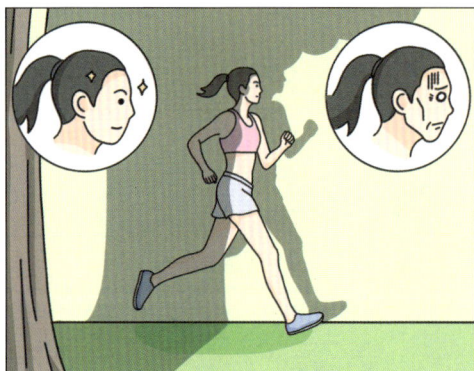

运动前打开手机天气预报，看看今天的紫外线指数，如果＜3，可以不做防晒；如果≥3，可以把帽子、袖套这些物理防晒的"秘密武器"武装起来。

紫外线指数＜3

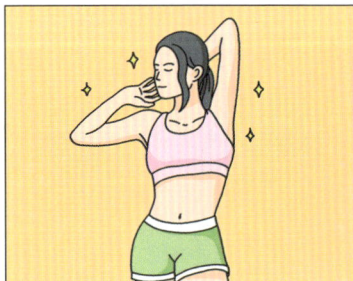

紫外线指数≥3

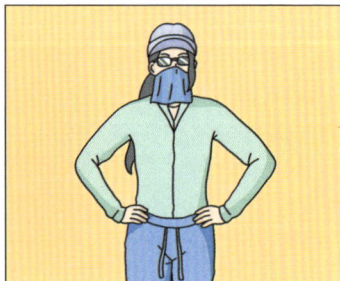

运动过后，皮肤皮脂和汗液都会加速分泌，假如运动前没做好清洁，再加上带妆运动，那么皮肤表面的污垢、细菌和化妆品中的化学成分都会使皮肤的负担大大增加。

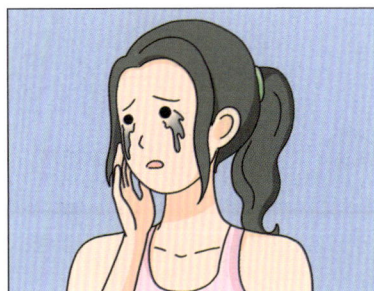

还有一点，在出油、出汗后洗脸，会比平时效果更好。出了汗，毛孔会张开散热，脸上的污垢随着汗液排出，不敢想象，这个时候洗把脸能带走多少"脏东西"！

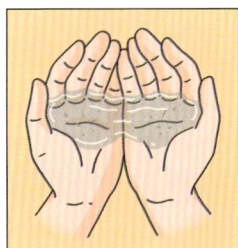

## 穿透气的衣服

运动时穿宽松、透气性和吸汗性好的衣服，比如棉质面料或功能性面料的运动服。

　　不要为了"凸显身材"而勉强自己，宽松衣服不仅有助于排汗，还可以降低摩擦起痘（机械性痤疮）的可能性，前胸后背爱长痘或常被毛囊炎困扰的朋友，一定要注意啦！

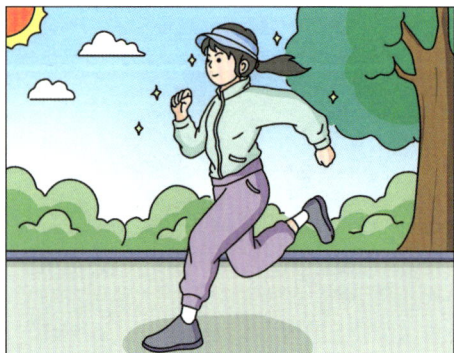

## 多补充水分

　　运动时出汗会比平常消耗更多身体中的水分，也会导致身体中没有足够的水分来满足皮肤细胞的需要。身体每天至少需要 8 ~ 10 杯的水量，运动后最好来杯温水，也可以在运动时随身带上一瓶水，随时补充水分。

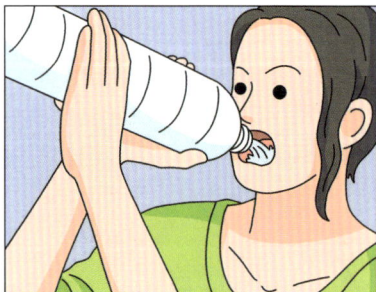

除此以外，想要达到"美颜"效果，需要长期坚持适量运动，每天至少有15分钟的出汗时间（因人而异），毕竟皮肤新陈代谢周期通常为28天，这是个长期工作，一两次的运动，可不会达到这种效果。

适量运动，坚持运动，不仅会帮助我们"变美"，减少"容貌焦虑"，还能改善心情，消除消极情绪。说的就是你，还不快动起来！

# 一起来

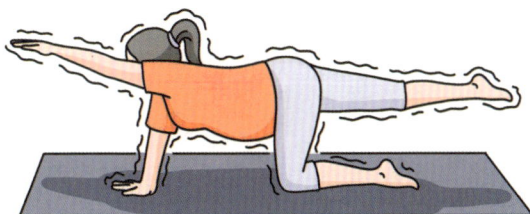

# 打哈欠也疯狂：好处不少，过度需谨慎

相信很多人都有这样的经历，身边有一个人打哈欠，自己也会跟着打，甚至看到一张打哈欠的图片，也忍不住想打哈欠。

而且打哈欠不仅会人传人，还可以视频传人，声音传人，甚至文字传人……

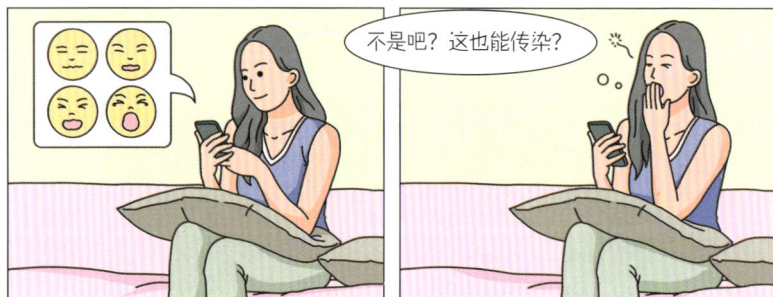

当身边人打哈欠时，自己的嘴巴就好像被一种无形的力量控制住了一样。

那么问题来了，是魔法吗？

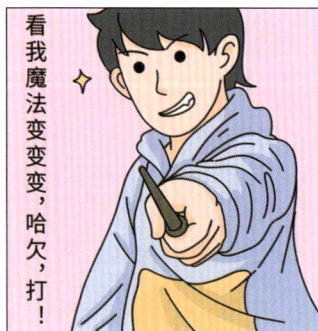

有研究表明，打哈欠其实是会"传染"的！

超过 60% 的人，看到、听到，甚至只是想到打哈欠这个动作，都有可能被传染，跟着打起哈欠。

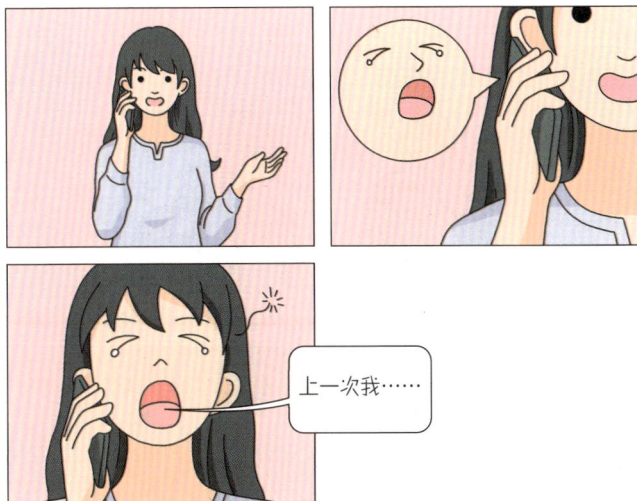

上一次我……

## 未解之谜：为什么打哈欠会"传染"

有研究表明，打哈欠的信号会激活大脑皮层一种特殊的神经细胞——镜像神经元，它就像一面镜子，当别人的动作被映在镜子里时，我们便会同步这种动作。从学习直立行走到学习各种语言、艺术，这面"镜子"都起到了十分重要的作用。

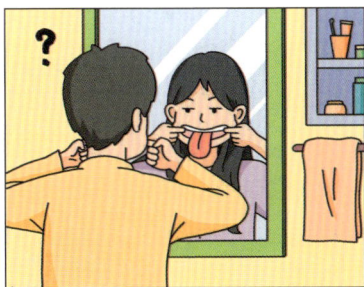

不过，打哈欠"传染"的现象，只可能在人类、黑猩猩、狒狒等身上发生。因为只有大脑皮层发达的脊椎动物，才有能力辨识哈欠，彼此"传染"。并且越是关系亲密的人，打哈欠"传染"的概率就越高，这与共情有关系。

有趣的知识又增加了呢！

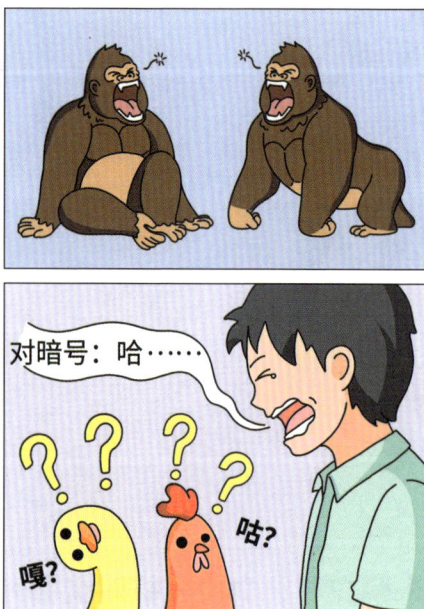

## 重点来了，人为什么会打哈欠呢

说起打哈欠，我们自动就会与"困"联系在一起，当白天哈欠连天时，大多数人会用春困秋乏夏打盹来调侃自己。打哈欠是一种正常的生理反应。每个人都会打哈欠，当我们在妈妈肚子里发育成胎儿的时候，就已经学会打哈欠了！

## 脑部缺氧

身体在缺氧的时候，通过打哈欠这个动作，可以吸入更多的氧气，让大脑等器官更好地工作。我们的大脑其实就像一台机器，运行久了会发热，导致工作效率下降。而打哈欠这个动作，正好给大脑起了降温的作用，让精神快快振作起来。

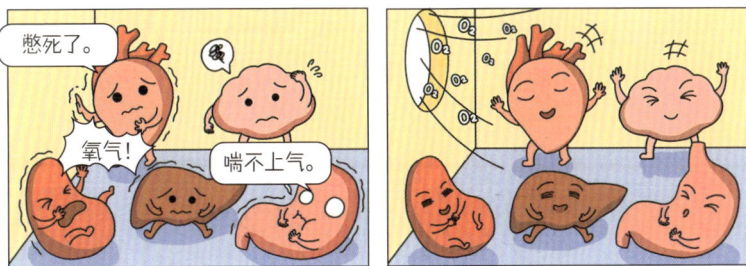

## 对当下事情厌倦

如果人对某件事情感到厌倦，就会打哈欠，用肢体语言表达自己不感兴趣。比如开一个冗长而又复杂的会议时，你如果无法投入其中，就会不由自主地打哈欠，用肢体语言表达你的不感兴趣。此处应该"@"老板，看看开会时谁不注意听讲。

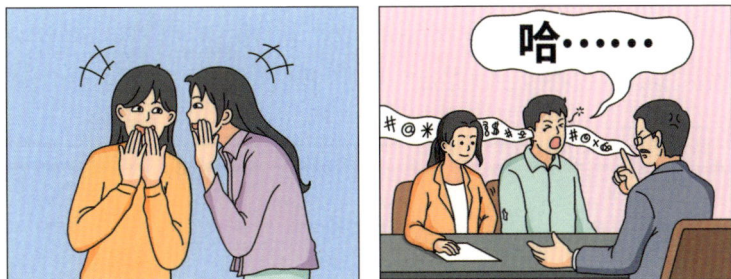

一项研究表明，人每打一个哈欠，平均需要6秒。这短短的6秒里，你的大脑、眼睛、肾脏、肝脏，都在简单地张嘴闭嘴、一吸一呼中，获得了不同程度的好处。

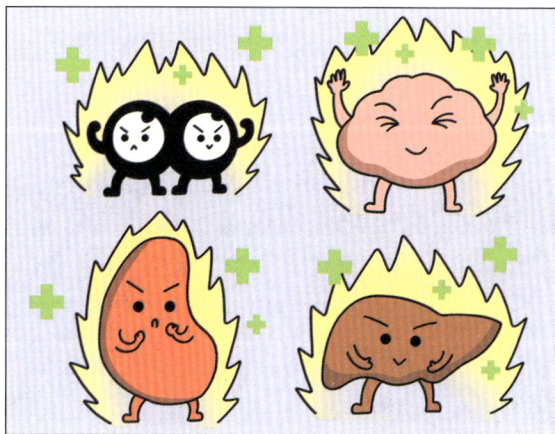

## 打哈欠的 4 大好处，让你沉浸在其中

哈欠醒脑

早上起床第一件事做什么？打个大大的哈欠。打完之后，大脑的意识会变得越来越清晰，困意也会逐渐消失，因为人在疲倦时，会导致大脑温度上升，这时就要通过打哈欠来吸入大量冷空气，降低面部血液的温度，进而"冷却"大脑，维持大脑正常运转。

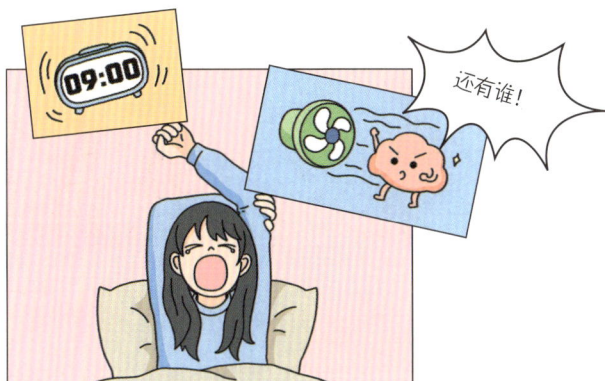

还有谁!

## 促进血液循环

　　每一次打哈欠，必然伴随着一次深沉冗长的吸气，这有利于更多的氧气通过肺部进入人体血液中。同时，打哈欠还促进血液循环，使这些氧气更快地到达身体各处，提高人体的工作效率。

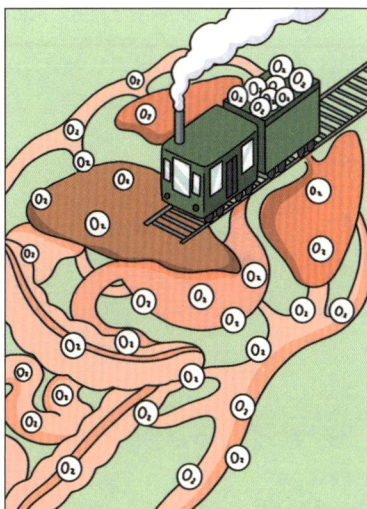

## 身体的按摩仪

　　打哈欠的时候，人会闭眼，脸部会做出相当夸张的动作，这些夸张的动作可以帮助面部、喉部肌肉放松。而且打哈欠深呼吸时，能排出更多的二氧化碳，使血氧含量增加，让人的精力更加充沛，达到全身放松的目的，还可以缓解咽喉肌松弛造成的打鼾，使身体和心理得到很好的休息。

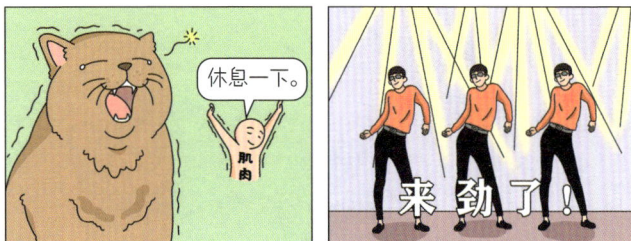

调节情绪

有研究发现，如果将打哈欠和伸懒腰结合起来，人的心率就会暂时性升高，引起心跳加快，这种生理调节会让人感觉更加放松和愉悦，有助于缓解疲劳和改善情绪。

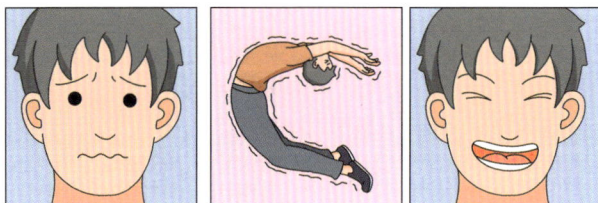

## 打哈欠好，但是频繁打哈欠不一定是好事

频繁打哈欠，可能是疾病的信号

适当打哈欠是对身体有好处的，但如果每 15 分钟频率超过 3 次，就要引起注意了！

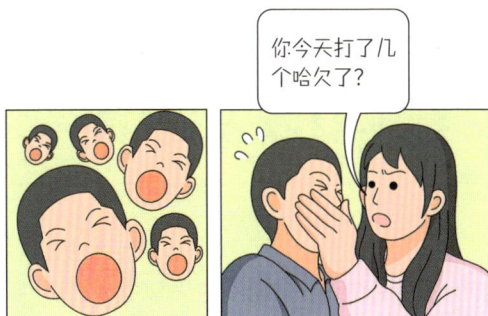

临床研究发现，有 70% 以上的缺血性脑卒中患者，在发病前 5 ~ 10 天，会出现频繁打哈欠的现象。所以，中老年人，尤其是有心脑血管疾病的患者，如果无故出现频繁打哈欠，并伴有头痛、血压异常的现象，一定要及时去医院做检查，避免错过最佳的治疗时机。

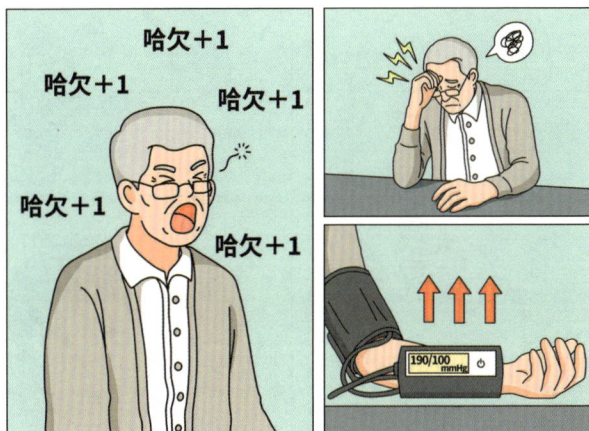

打哈欠，更像是一个神奇的魔法咒语，悄悄地在人与人之间传递着困倦、放松和愉悦。它就像生活中的小插曲，有时候最简单的事情也能带来最大的快乐。

所以，当你感到困倦或紧张时，不妨打个大大的哈欠，让身体和心灵都得到短暂的休息和放松吧！

# 蔬菜清洗剂是智商税？教你如何有效去"农妆"

事件的源头在于一盒小番茄。当我拿起小番茄要吃时，妈妈告诉我，吃之前要用果蔬清洗剂洗一遍。

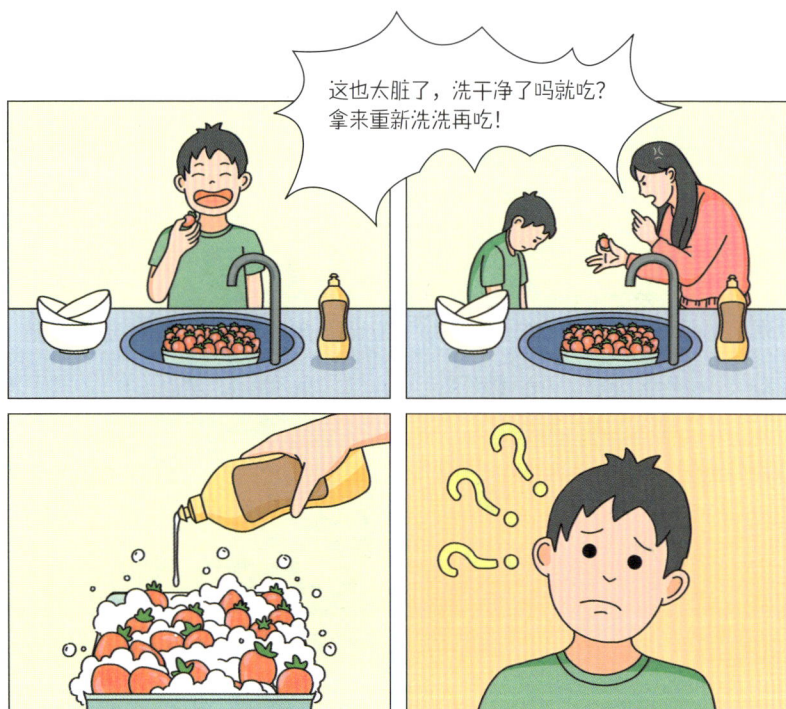

我们平时买来的水果蔬菜，多多少少都会有农药残留，为了去除这些残留的农药，妈妈们都有自己的小妙招：泡淘米水、盐水清洗、面粉水清洗、开水烫洗……这个过程不仅可以清除灰尘，还能洗去微生物和农药残留，降低致病风险。

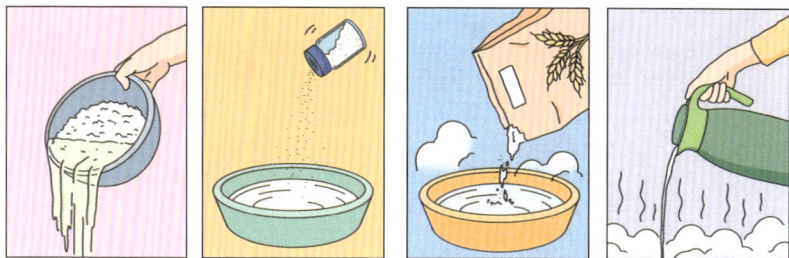

有食品科学家表示，某些细菌或农药残留可能会紧紧黏附在果蔬表面，普通清洗可能无法完全去除这些残留，这少部分的残留也是果蔬清洗剂出现的原因。

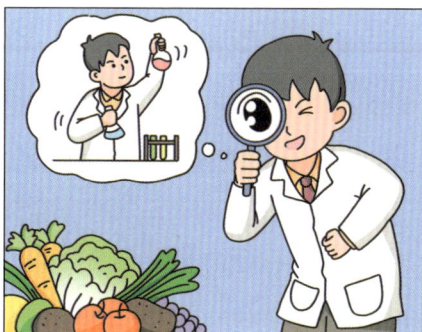

## 果蔬清洗剂如何发挥作用

果蔬清洗剂主要由表面活性剂、乳化剂、香精、色素、酸性或碱性成分、生物酶、抑菌物质等成分组成。

清洗剂中的乳化剂，能够分解油污、农药残留，将难溶于水的物质变成可以溶于水的乳化物，然后通过表面活性剂将污物与待清洁的物体分离，继而通过搓洗和流动水冲洗将其去除。

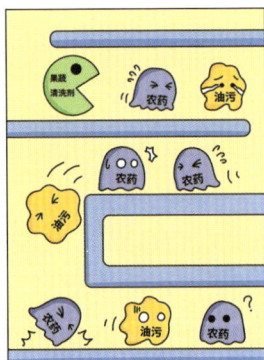

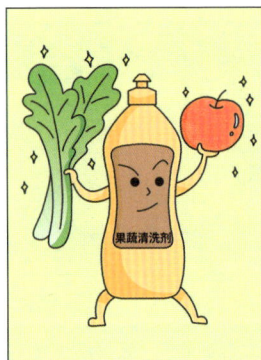

酸性或碱性成分如柠檬酸或小苏打等，可以降解农药残留。因为农药残留遇到酸性或者碱性溶液时，稳定性会被破坏、分解，从而失去毒性。

## 和清水洗涤相比，清洗剂更有用吗

美国加州大学一个研究组曾对市场上常用的 5 种果蔬清洗剂进行分析，结果发现，用果蔬清洗剂清洗果蔬的确能够去除部分农药残留，但不能 100% 去除。

与清水冲洗相比，果蔬清洗剂并没有更高效。该实验中，清水与果蔬清洗剂对一种代表性农药——戊菌唑的去除率分别是 39% 和 45%，对戊菌唑与灭多威混合农药的去除率分别是 49.5% 和 64.5%。

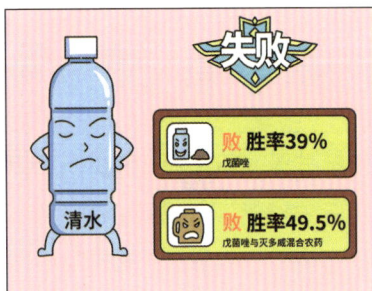

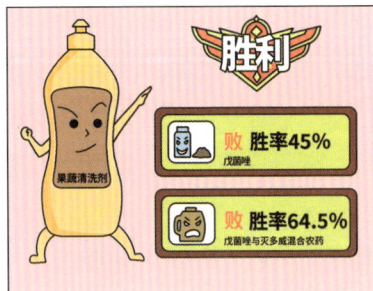

所以，从结果来看，清洗剂中主要包含的表面活性剂，可以和农药中的分子更充分地进行作用，从而去除农药。但清洗剂也容易附着于果蔬表面的蜡层，不易全部去除，因此还要担心清洗剂残留问题。

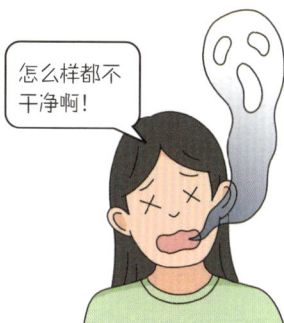

研究还发现，这些农药是否容易被洗掉，跟它们的溶解性关系不大，却跟搓洗时的力度关系较大。比如在自来水下冲洗 30 秒以上，冲洗的同时进行搓洗，可以大幅度地去除农药残留。

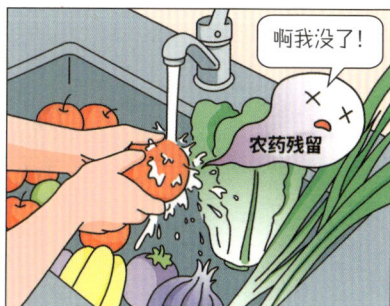

我国批准使用的农药达五百多种，其性质相差较大，去除方法一般都是针对农药的某一特性。也就是说，对一些农药有效的，可能对另一些无效，并没有能够去除所有农药的"万能"方法。

## 靠谱！果蔬分类清洗更有效

实际上，根据不同果蔬的特性采用对应的清洗方法，就能把果蔬清洗得更干净。

## 茎类和瓜类蔬菜

对于黄瓜、青椒、胡萝卜、苦瓜等茎类和瓜类蔬菜，可以加入可食用蔬菜清洗剂，用温水泡 1 ~ 2 分钟后用柔软的刷子刷洗并用清水冲洗。

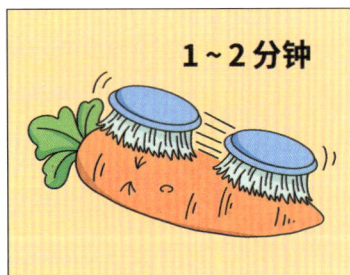

1 ~ 2 分钟

## 包叶菜类蔬菜

对于大白菜、卷心菜等包叶菜类蔬菜，可将外围的叶片去掉，内部菜叶用温水泡 5 ~ 10 分钟再逐片用流水冲洗。

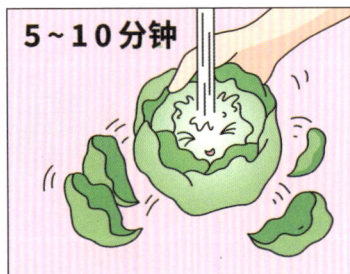

5 ~ 10 分钟

## 小叶青菜

菠菜、茼蒿、鸡毛菜、小白菜等小叶青菜，可以将根切除，放在水里抖动清洗，然后根部向上在水龙头前冲洗，通过水的冲击和抖动，去除残留农药。

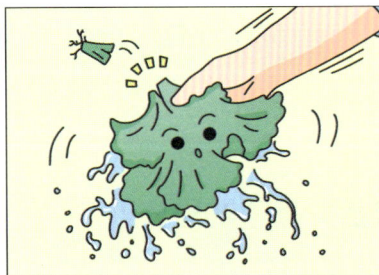

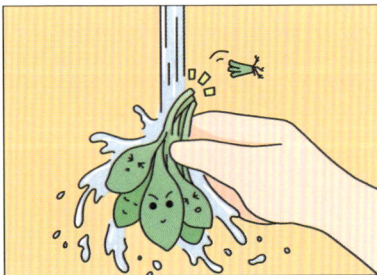

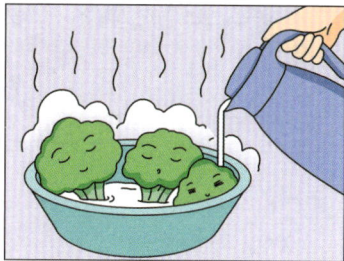

**菜花类**

西蓝花、花菜等蔬菜，可以在清洗后用开水烫一下，这样也能将残留的细菌、农药清除。

此外，通过紫外线光照，也可以使蔬菜中的部分残留农药分解、失活。因此，如果条件允许的话，大家可以把蔬菜放到太阳下晒一晒哦！

新鲜蔬菜是维生素 C 的主要来源。需要注意的是，维生素 C 是一种水溶性维生素，很容易溶解于水，烹调过程中稍不注意就容易损失。所以，在烹调蔬菜时，正确的做法是先洗后切。

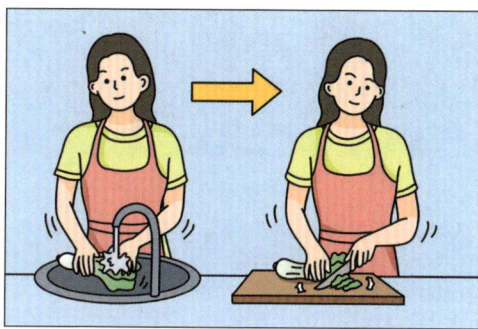

如果能够保证清洗剂的质量，正确使用果蔬清洗剂，清洁果蔬的效果可能更好。但如果清洗剂在原料采购、生产等环节出现问题，有可能导致清洗剂中的有害物质如甲醛、铅、砷等超过国家标准，从而危害人体健康，此时与使用食盐、小苏打等传统方法相比，清洗剂的安全性则相对较差。

所以购买果蔬清洗剂一定不要贪图便宜，要选择大品牌、质量有保证的产品哟！

# 久坐危机：你的椅子正在悄悄"谋杀"你

久坐，不知道从什么时候开始已经变成了现代人的生活常态。

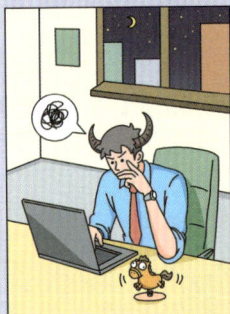

打工人长时间地工作　　学生不分昼夜地学习　　老年人的棋牌活动

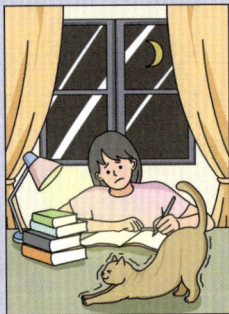

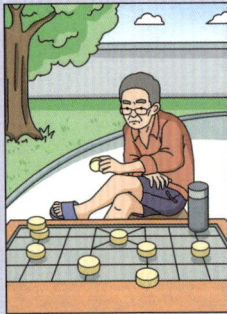

大家习惯了久坐，但危险已在不知不觉中来临。

早在 2014 年就有报道，一名 34 岁的男子因在网吧坐了一天一夜而发生肺栓塞导致猝死。

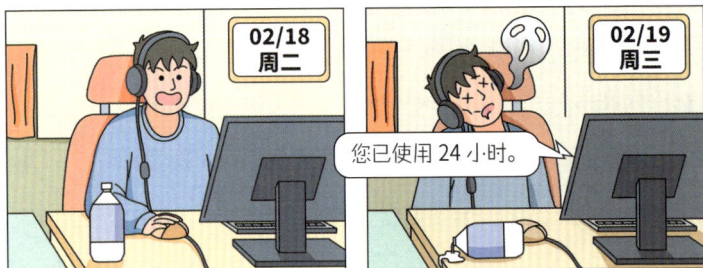

02/18 周二

02/19 周三

您已使用 24 小时。

2018 年，一名年轻的女记者因崴脚后几天不能活动，引发肺栓塞导致昏迷不醒，最终抢救无效死亡。

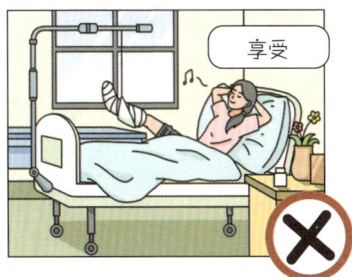

久坐是种病，不注意真要命！

据世界卫生组织统计，全球每年有 200 多万人死于久坐，70%的疾病与久坐有关。在我国，43%的人每天至少久坐 8 小时，而像程序员、设计师、高三学生等一些自带特殊属性的人群，更是一坐就是一整天。

## 久坐究竟多久才算久呢

美国久坐行为研究网络给出了久坐的定义：久坐是指"以坐姿或斜躺姿势时能量消耗 ≤ 1.5 代谢当量为特征的任何清醒行为"。

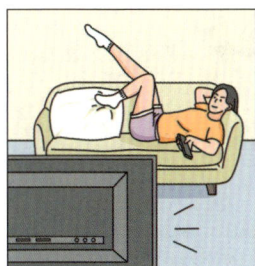

先看五集

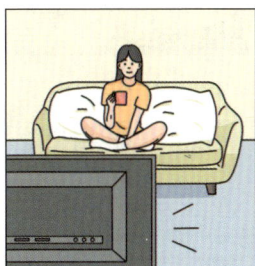

再看十集

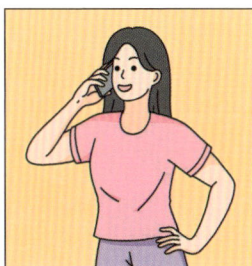

再煲个电话粥

也就是说，无论你是坐着还是躺着，是在玩手机还是在开车，只要能量消耗够低，就属于久坐行为。

## 久坐行为，从身伤到心

### 久坐不动伤筋骨

久坐时，腰椎和颈椎会持续受力，使腰颈部的肌肉一直处于紧张僵持的状态。再加上坐姿的不恰当，常伴有低头等动作，更进一步加重了腰椎、颈椎的重力负担，久而久之就会导致腰椎间盘突出、颈椎病等。同时，膝关节活动减少，时间长了就像生了锈的轴承，失去灵活性，逐步演变为骨关节炎等疾病。

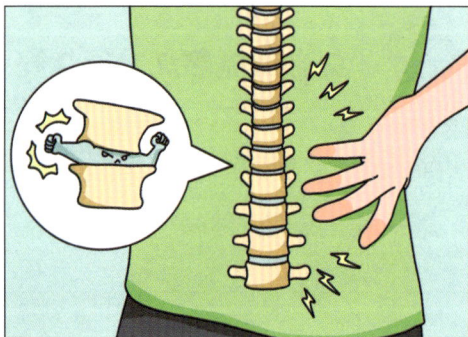

### 久坐不动伤心脑

这里说的伤心、伤脑，可不是我们情绪上的那种，而是真正意义上对心脏和大脑的损伤！

长时间久坐不动会导致血液循环减慢，引起大脑、心肌供血不足，从而出现哈欠连天、精神萎靡不振、抑郁、心脏功能衰退、心肌萎缩等严重后果。

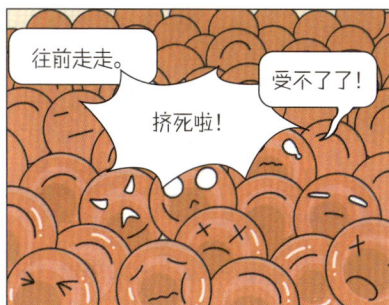

## 久坐不动伤肠胃

久坐使胃肠蠕动迟缓、消化液分泌减少，时间久了就会引起消化不良、食欲缺乏、胃腹饱胀等。并且长期的久坐不动，可使肠道蠕动减弱、减慢，从而出现便秘，而粪便中的有害成分（包括致癌物）在结肠内滞留并刺激肠黏膜，就容易诱发结肠癌。

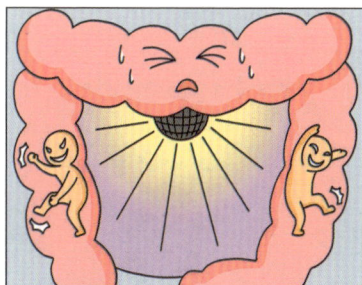

在我国，结肠癌的发病率远高于全球平均发病率，并且结肠癌患者以久坐

不动的办公室工作者居多。

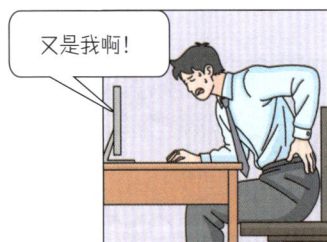

当然，长时间的久坐还会使脖子前倾，屁股变得扁平松弛。

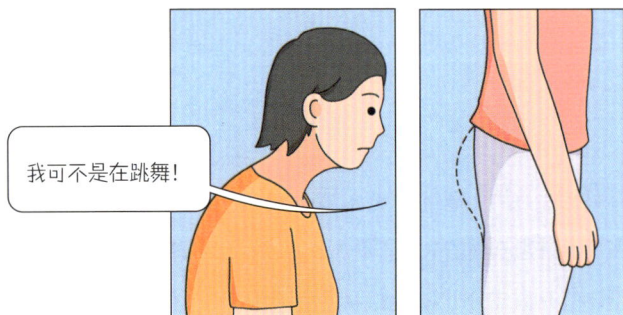

总之，坐得久了，"美丽绝缘体"的称号当之无愧就属于你啦！

除了这些以外，久坐还有很多危害，《柳叶刀》子刊发布的一篇最新研究表明，久坐超过 6 小时，会增加患 12 种慢性疾病的风险。

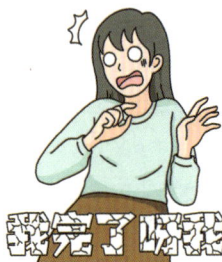

本次研究一共纳入 360047 名参与者。研究人员通过收集参与者的久坐时间和活动时间，发现：与每天久坐 ≤ 2 小时的人相比，每天久坐 > 6 小时的人患 12 种慢性病的风险增加 26%。

这些慢性病包括缺血性心脏病、糖尿病、慢性阻塞性肺疾病、哮喘、慢性肾脏病、慢性肝病、甲状腺疾病、抑郁症、偏头痛、痛风、类风湿关节炎、憩室病。

随着现代生活方式的转变，久坐已经成为每一个当代人都无法逃脱的魔咒。不过幸运的是，能大大降低久坐伤害的方法很简单，那就是站起来，活动一下！

久坐超过 1 个小时，就应该起来活动一下身体了。

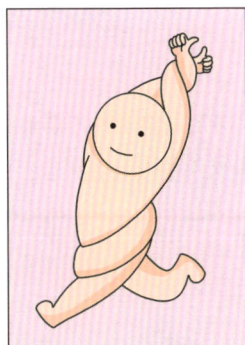

如果没有条件做幅度较大的运动，可以伸伸懒腰、活动活动颈部，哪怕是去倒杯水或者上趟厕所也是可以的。

此外，保持正确的坐姿也是你的不二之选。

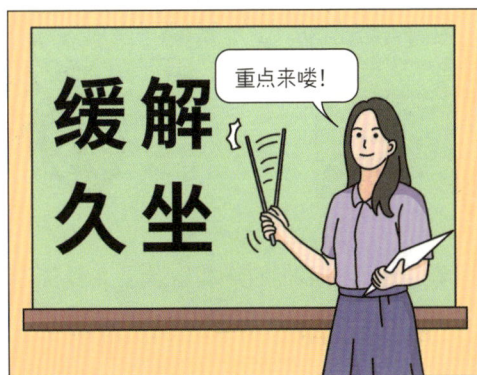

缓解久坐

重点来喽！

二郎腿、塌腰耸肩等不良姿势是万万不可以的（立马坐正）！

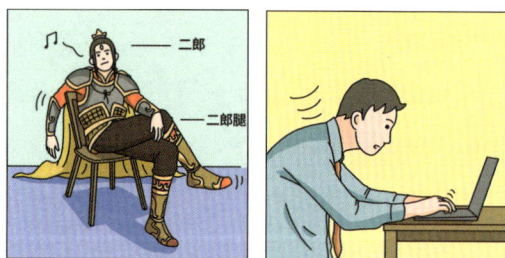

下班之后，也不要躺着不动。利用碎片时间运动，强度不高，运动量加起来却不少，每天运动一点点，时间长了，效果不就来了。当然啦，如果实在没有空闲时间的话，走路上下班也是可以的！

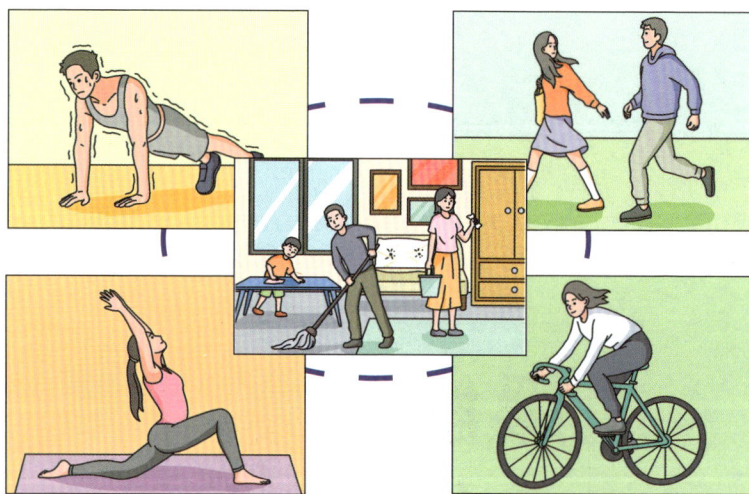

虽然坐着、躺着很爽，但是我们的身体正在默默承受着"爽"的不良后果。为了防止我们的身体扛不住，还是建议年轻人做一点运动吧！

# 擦屁屁大作战：解锁新姿势，让你拉屎也能嗨翻天

你！站住！

我问你，拉了这么多年屎，你知道怎么擦屁屁吗？

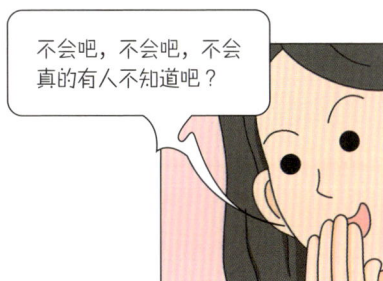

> 不会吧，不会吧，不会真的有人不知道吧？

为了表示科普人的态度，中国人不骗中国人，我还是得向大家声明一下：为什么拉完屎要擦屁屁？因为要保持个人卫生，维护健康。

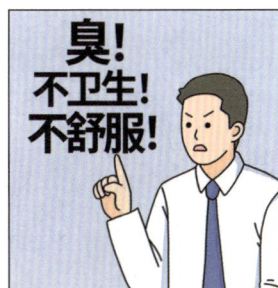

**臭！**
**不卫生！**
**不舒服！**

但是你有没有发现，大便后，有时候怎么擦都擦不干净！皮都要擦破了，竟然还有点淡淡的黄色，而且"菊花"总是有点痒。

左擦擦　　　右擦擦

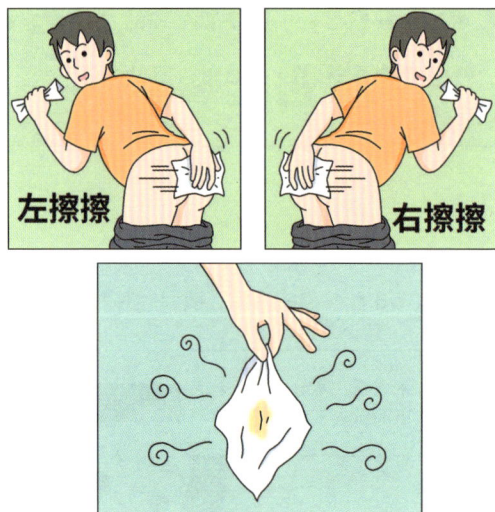

　　残留的粪便会"蹂躏"屁股上的皮肤，初时瘙痒，进而奇痒，直至火辣灼痛，熏煞旁人。轻则内裤上有一抹熟悉的黄色（有研究表明平均每条内裤有0.1g粪便）和谜之"幽香"；重则出现瘙痒疼痛、细菌滋生、刺激和感染，甚至引发肛周疾病如痔疮等，让人坐立难安。

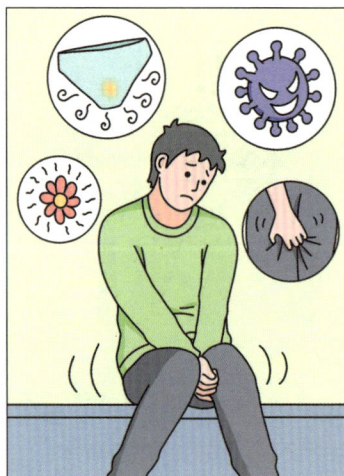

## 所以，你的屁屁为啥总是感觉擦不干净呢？

先来看下面这张图。

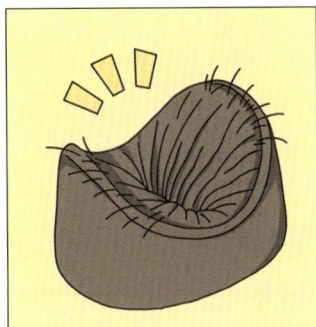

看懂了吗？上图有点像巧克力，但是和巧克力不同的是：肛门周围会长毛。

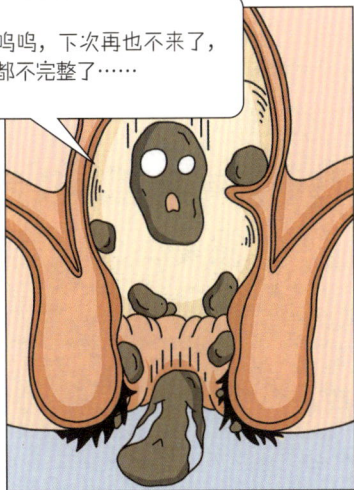

> 呜呜呜，下次再也不来了，我都不完整了……

肛周的毛相互交错，当我们"开闸"排便时，肛门会张大，结束排便后就会缩紧（自行脑补抽绳袋）。而人体肛门表面并不平滑，有很多褶皱，排便后很容易藏污纳垢，从"明天见"藏到"下周见"。

再加上饮食复杂、爱吃精细食物，导致大便逐渐稀黏、不成形，于是就残留在"菊花"上，有种怎么擦也擦不掉的感觉。

别问我是怎么知道的……

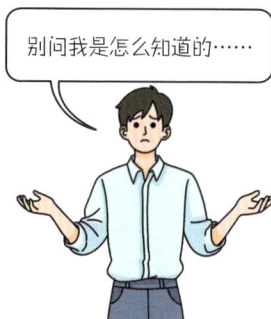

那为什么别人擦屁股用五六张纸就能擦干净，而我们擦屁股就特别费纸？

只能说擦了，但是又没完全擦。

擦纸没擦对，屁股全白费！

**来，擦屁屁课堂开课了，了解不一样的新姿势**

简单粗暴型："一条道走到黑"法

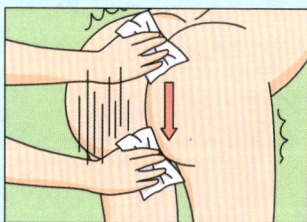

吃辣上火适用型："淑女擦嘴"法

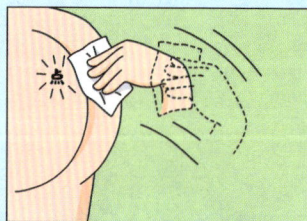

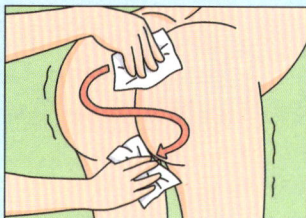

强迫症适用型："开心贪吃蛇"法

偏偏不走寻常路，你站着擦？

那你的"菊花"就会被屁股瓣包住，褶子更难擦干净喽！

## 教你几种姿势，拿走不谢

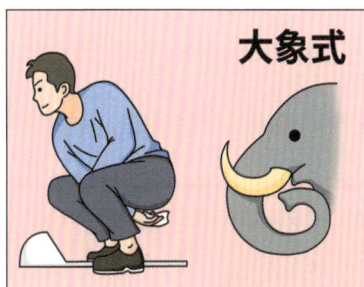

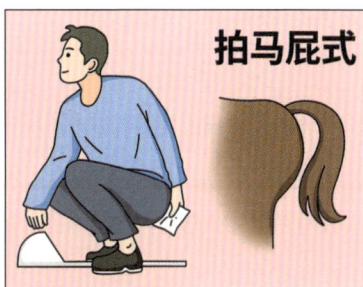

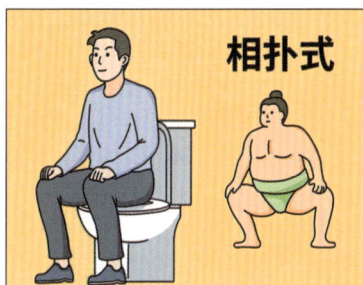

(此姿势为智能冲水马桶专用)

擦屁股要全面

不妨想想，你平时是不是习惯用同一只手擦屁股？

从今天起，请两只手轮流上阵。肛门处的褶皱很难擦拭，你可能长久以来只擦了一边。是不是悟了！

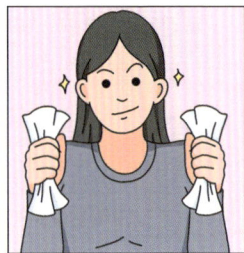

## 擦拭方向有讲究

男性朋友，首先恭喜你，任你来去自由，想从前往后还是从后往前都没关系。

但如果是女性朋友，最好从前往后擦，这会降低泌尿系统感染的风险。即使没有排便，肛门处也存在一些细菌，从后往前擦可能会将细菌带到尿道口，一些肠道细菌对尿道来说就不"友好"了哦。

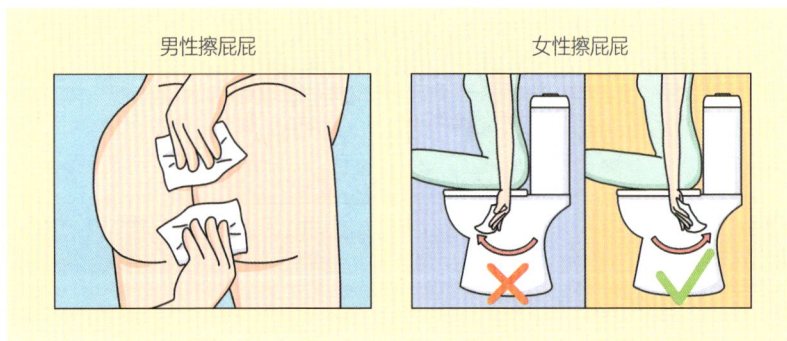

男性擦屁屁　　　　　　女性擦屁屁

今天的"擦屁屁课堂"就到这里啦！希望你们在快乐如厕的同时，也能掌握正确的擦屁屁姿势，让屁屁保持清洁、舒适，远离各种不必要的烦恼。

从今天开始，让我们一起成为"擦屁屁达人"！屁屁健康，生活更美好！

# 还没遇到心软的神，自己却先"下起了雪花"

提到雪花，你脑子里想的是什么？

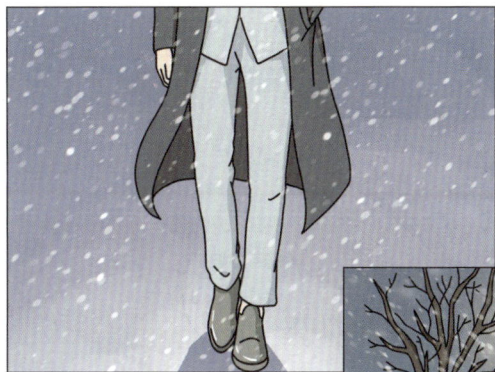

漫漫白雪，凉风带起风衣的衣角。

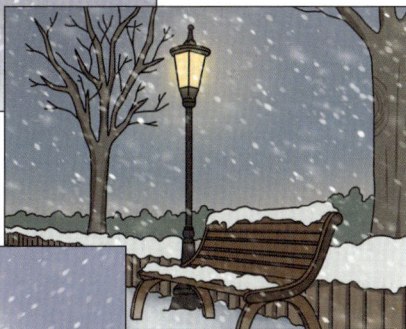

暖黄色的灯光。

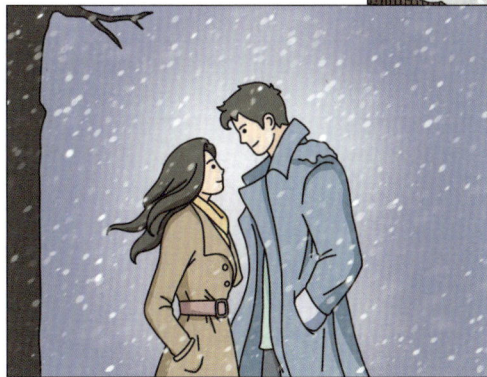

深情对视的男女主。

但此"雪花"非彼"雪花"。

## 今日主题——自己下雪花

冬季，人们在睡前脱掉最后一层黑色加绒秋裤，还顺便抖落两下，这不抖不知道，一抖吓一跳，裤子内里散落出来的白色"雪花状"絮絮飘落在周围的空气中，这不就是传说中的"小腿飞雪花"嘛！

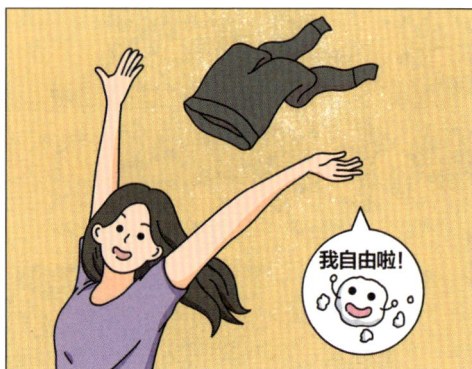

网友们还给它起名为冬季限量版"皮肤"——无敌雪花腿，表现为冬季皮肤（主要是小腿皮肤）表面出现皲裂、开裂，碎瓷器样纹路，双手轻轻抚触时，会出现不同程度的白色鳞屑。

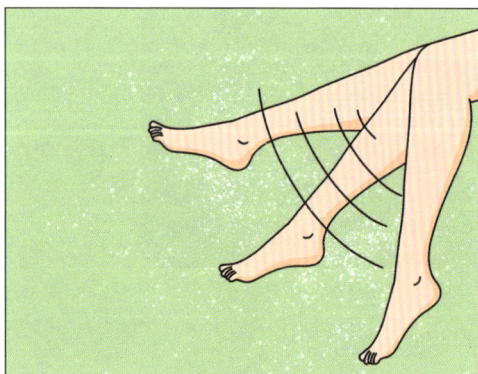

# 为什么会有雪花腿

气候原因

冬季到来后，由于空气中的水分变少而干燥，人体皮肤表面的水分会加快蒸发，从而引起皮肤表层出现起皮的情况。

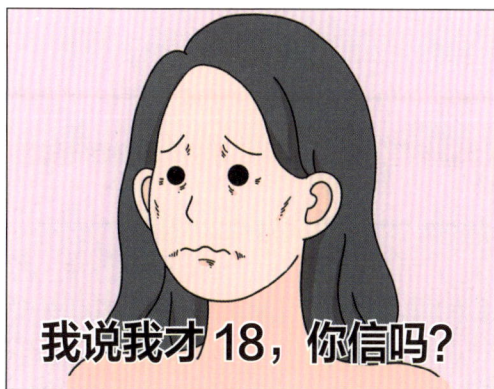

我说我才 18，你信吗？

不良习惯

一般情况下，环境温度每升高 1℃，皮脂腺代谢就会增加 10%；相反，温度下降会导致皮肤油脂分泌减少。冬季人体皮脂腺、汗腺分泌减少，自身保水功能差，如果再加上洗澡过于频繁，经常外用碱性较强的肥皂，或喜欢用过热的水洗澡，会使皮脂膜遭到破坏，皮肤油脂流失，造成皮肤干燥脱皮。

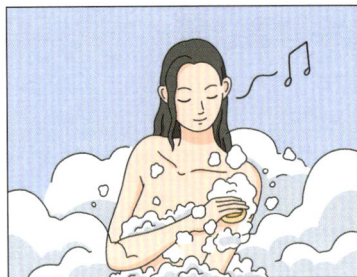

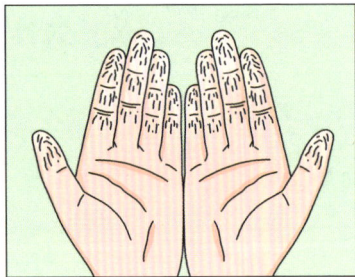

## 年龄因素

　　随着年龄的增长，人体的各项功能逐渐减退，汗腺、皮脂腺分泌明显减少，此时如果身体摄水量不足，会在干燥的冬季进一步加重皮肤粗糙起皮的情况。

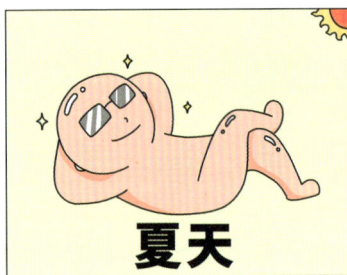

夏天

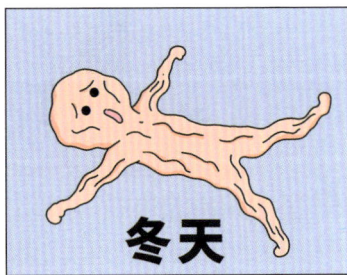

冬天

## 糖尿病

　　对于糖尿病患者，由于自身存在代谢紊乱，加上高血糖及其对末梢神经的损害，皮肤黏膜常处于慢性脱水、缺氧和营养不良的状态，所以糖尿病患者的皮肤会比普通人的更干燥，皮肤弹性减退、表皮纤薄，再生能力与抗感染的屏障作用均降低。

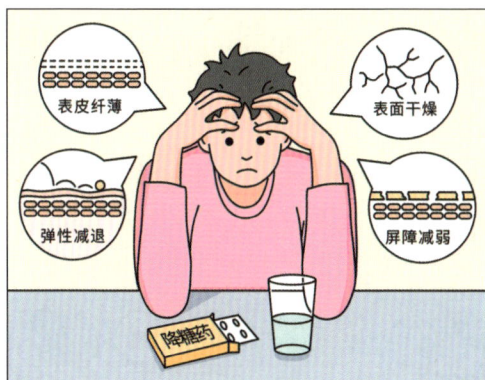

## 避免肌肤"飞雪花"，必须做好这些

洗澡注意事项

冬季洗澡时，建议保持每周 1 ~ 2 次的频率，水温 37℃左右最好，搓澡不要过于用力，避免肌肤角质层完整性被破坏。

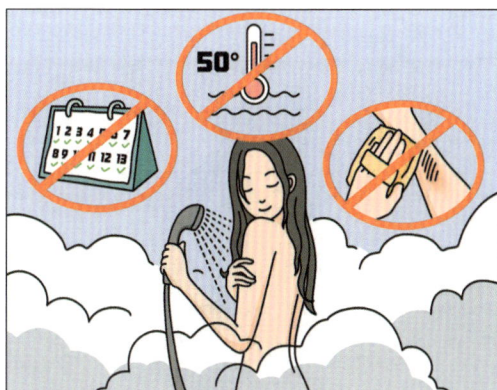

## 积极补充维生素A

可以多吃动物肝脏、禽蛋、鱼肝油等富含维生素A的食物，也可以多吃芝麻、花生等坚果，以及胡萝卜、南瓜等新鲜蔬菜。尽量少吃酒类、辣椒、浓茶、咖啡等刺激性食物。

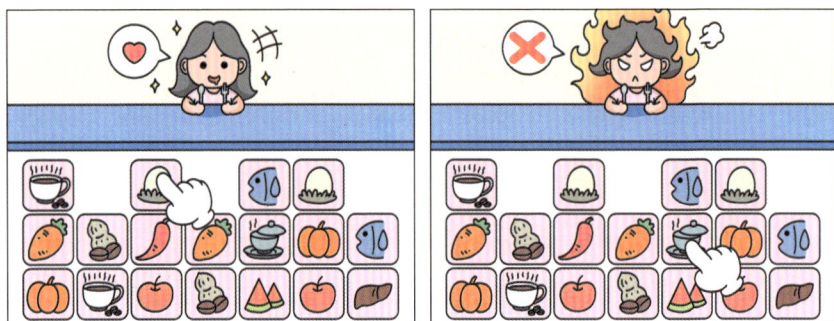

## 改善家居衣着

室内保持通风清爽，选择贴身、宽松、柔软的内衣，勤换洗。有条件的可以优先挑选纯棉制品衣物，避免化纤织物导致皮肤过敏、干燥。

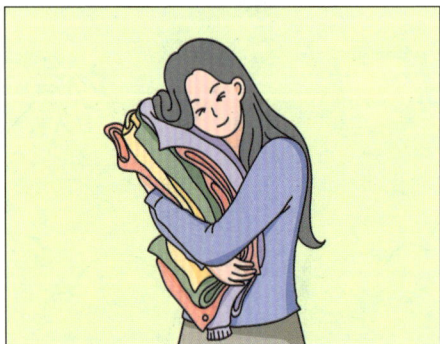

## 合理涂抹护肤品

冬季皮肤十分干燥，面部、双手及小腿是需要特别加强保湿润肤的部位。建议使用含有封闭剂成分的保湿霜或身体乳，如矿物油、二甲硅油、羊毛脂等，保持皮肤水分，避免出现干燥现象。

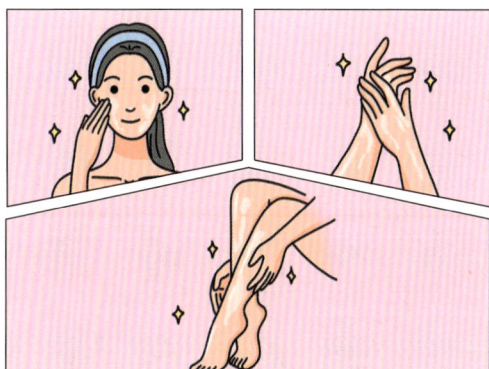

## 少用电热毯

长期使用电热毯，容易使皮肤干燥起皮，尤其在冬天，不仅脸上干，而且身上也会起很多恼人的小皮屑。所以建议减少电热毯的使用频率，或者买个小的加湿器，也是个不错的选择。

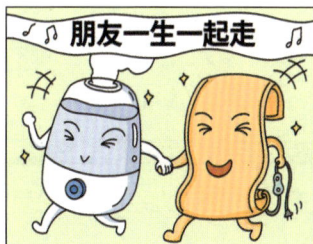

## 保鲜膜裹腿

对于小腿特别干燥的人，晚上睡觉前，可以用清水冲洗小腿（注意不要用肥皂或沐浴露），随后擦干水，涂抹稍厚的润肤露，让腿部看起来很湿润。涂好之后，将保鲜膜包裹在小腿表面（注意不要包得太紧）。保鲜膜包裹时间在1～2个小时，不要长时间包裹，皮肤长时间处于过度封闭的环境里会增加过敏的风险。

按时揭掉保鲜膜，正常入睡即可。连续几天后，会发现腿部皮肤变得润泽了。

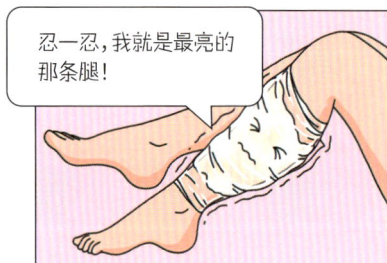

忍一忍，我就是最亮的那条腿！

## 到医院就诊

如果通过以上措施改善皮肤效果不佳，或合并出现红色斑块、黑棕色鳞屑等症状时，应去医院皮肤科就诊，在医生指导下用药，不要擅自长时间使用激素软膏，以免出现不良反应。

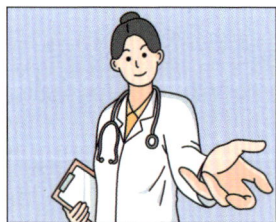

皮肤作为我们人体最大的器官，也是人体对冷热敏感的"电子元件"。寒冷的季节里，让我们好好保护自己的皮肤，放心、惬意地度过这个寒冬！

# 一场雪一场寒，
# 膝盖保暖秘籍大公开

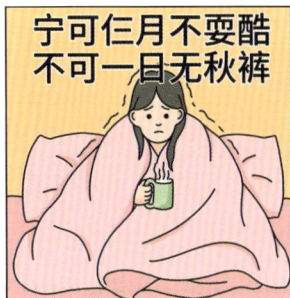

宁可仨月不耍酷
不可一日无秋裤

秋意已暮，新冬将至。

全国多地气温逐渐下降，想起小时候，有一种冷，叫"妈妈觉得我冷"，还没入冬就被妈妈追着穿秋裤。

曾经，人们对年轻人的印象是他们在最冷的冬日，仍然牛仔裤配单鞋，"美丽冻人"。如今，因为一句"天冷不穿秋裤，老了会得老寒腿"，许多年轻人不等爸妈催促，早已默默掏出了秋裤，将秋裤塞进长袜，用层层保暖表达对降温的尊重。

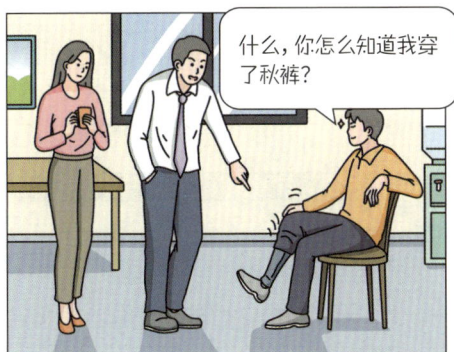

什么，你怎么知道我穿了秋裤？

年轻人看似越来越"不禁冻"，其实越发懂得"惜命"。

## 但是，不穿秋裤真会得老寒腿吗

我们常说的"老寒腿"，用专业的话来说叫"膝关节骨性关节炎"。其实，天气寒冷并不是膝关节骨性关节炎的病因，湿冷的环境会通过影响膝关节的血液循环，加重关节疼痛。在这种环境下，膝关节周围的血管容易痉挛，导致血流速度减慢，关节腔内的炎性代谢产物（如炎症因子）更容易积聚，从而刺激关节，导致疼痛加重。

膝关节骨性关节炎的患病率随年龄增加而升高，40岁及以上人群的患病率为46.3%，60岁以上人群的患病率更高。近年来，其发病人群已经不再局限于中老年人，越来越年轻化。有不少年轻的"老寒腿"，知冷知热，对天气变化非常敏感，甚至比天气预报还"准"。

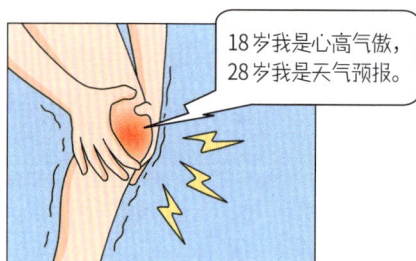

18岁我是心高气傲，28岁我是天气预报。

## "老寒腿"最"青睐"的人群

肥胖人群

因为膝关节是一对承重关节，所以身体重量越大，它的压力也越大。

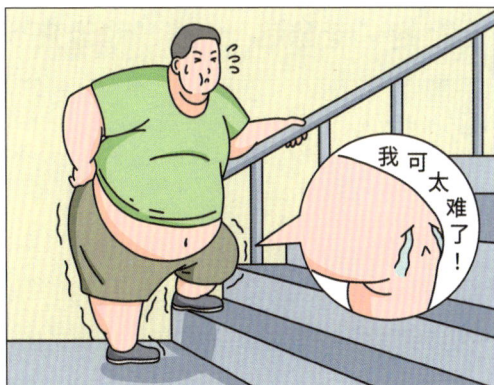

膝关节受过伤会直接影响软骨，加速软骨磨损，所以运动员、模特、重体力劳动者等由于职业原因膝关节磨损多，更容易产生膝关节疾病。

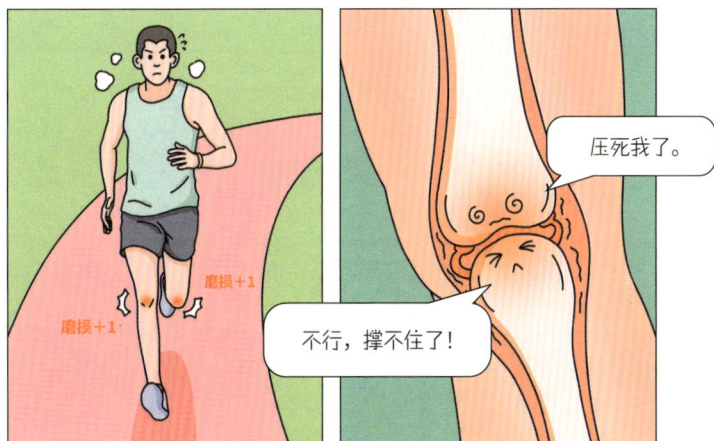

# 拒绝"老寒腿"，从"动起来"开始

## 控制体重

肥胖会导致膝关节退变严重，关节负荷增加、肌肉力量降低及关节受力改变，经常站一会儿就腰痛、膝盖痛。有研究表明，超重的人如果减少体重的 5% ~ 10%，可以显著降低膝关节骨性关节炎的发病风险、减轻症状。

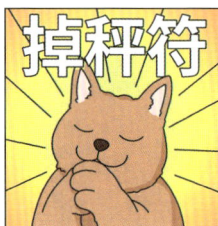

## 太极

有试验表明，太极运动锻炼 12 周后，对改善膝关节疼痛及减少使用止痛药的效果与标准锻炼相当，而且改善抑郁的效果更好。

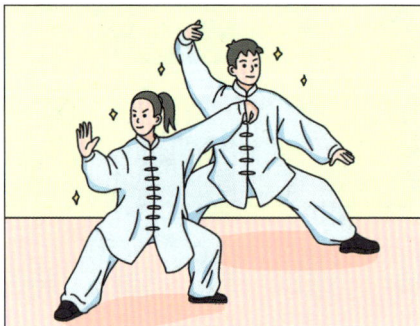

如果上述办法都不能缓解症状，且生活质量受到严重影响时，就要考虑手术治疗，需要去医院进行全面评估。

《2017—2022年中国健康养生行业报告》显示，在中国养生人群中，18～35岁占比已高达83.7%。

当代年轻人正用实际行动证明，听妈妈的话穿秋裤，真香！

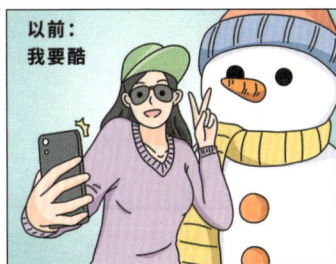

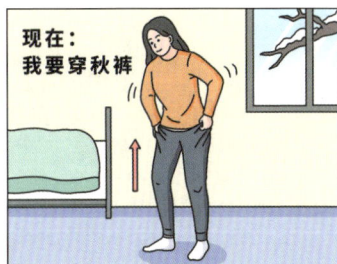

老寒腿 小测试

① 遇寒后膝关节疼痛加重 □

② 膝关节有弹响 □

③ 蹲下起不来，起来蹲不下 □

④ 膝关节晨起有僵硬感，活动后减轻 □

注意：如有以上症状，请在末尾方框内打✔。如果以上症状全都有，就要开始警惕"老寒腿"了

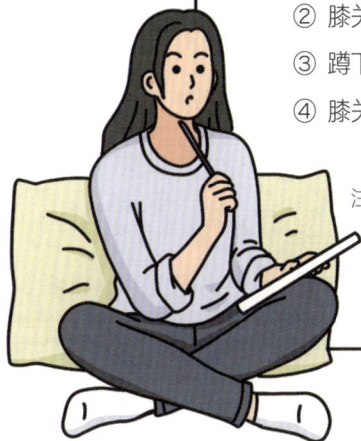

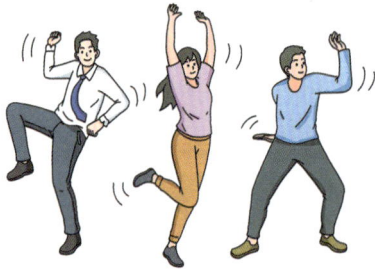

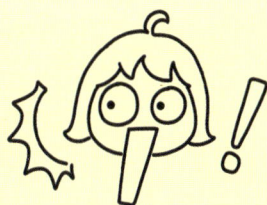

第三章

注意！ "妈见打"的行为要不得

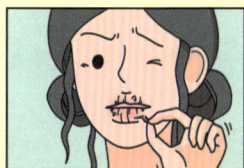

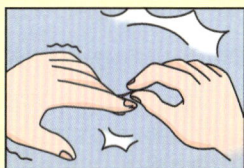

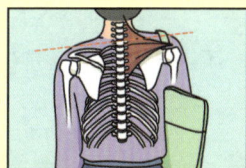

# 别再这样对你的嘴唇了！
# 它真的很脆弱

走在大街上深吸气，秋天的气息扑面而来。秋天到了，冬天还会远吗？

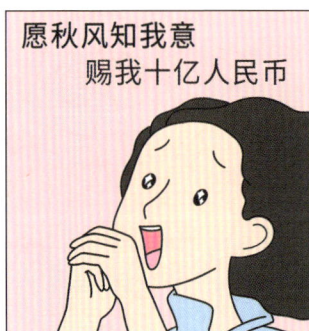

对于大部分人来说，嘴唇干裂这件闹心事儿，在秋冬季节来得更猛烈些，不是已经干裂，就是在干裂的路上。微微一笑很倾城？不，微微一笑有点吓人！

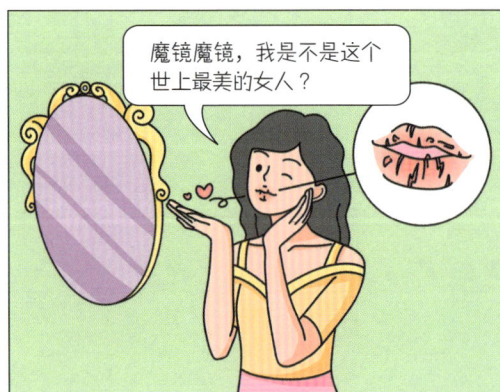

皮肤面积好像不够用似的，牵拉着嘴唇，让人不敢做夸张的表情。你能想

象跟朋友快乐交流的时候，嘴唇带着血的尴尬吗？

美美地打扮站在喜欢的人面前，刚涂的口红一道一道的，那感觉着实不是很美好；在家独自气愤，把干裂的嘴唇皮肤撕下来，结果更疼了……

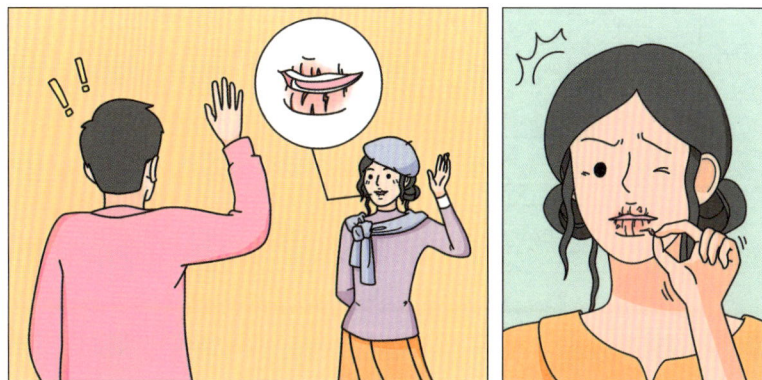

哎，这嘴唇干裂的苦，到底要怎么办？

## 健康红唇与敏感红唇

眼睛是心灵的窗户，而嘴唇的重要性仅次于眼睛，饱满且有光泽的嘴唇，让人感觉年轻、积极。健康的嘴唇颜色红润、皮肤光滑湿润。

嘴唇周围一圈发红的区域叫"唇红缘"，是面部皮肤和口腔黏膜的交界处，相比身体其他部位的皮肤，唇红区的角质层更薄。

唇红区三大特点：

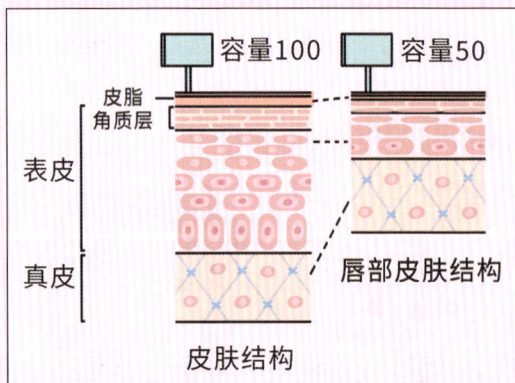

容量100　容量50

皮脂
角质层

表皮

真皮

唇部皮肤结构

皮肤结构

◁薄
是面部皮肤相对较薄嫩的地方，表皮厚度仅为其他地方的三分之一。

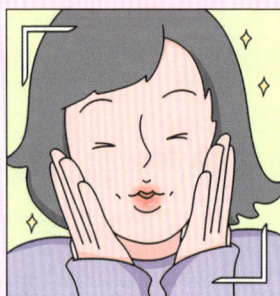

红▷
富含毛细血管，所以外观呈鲜红色。

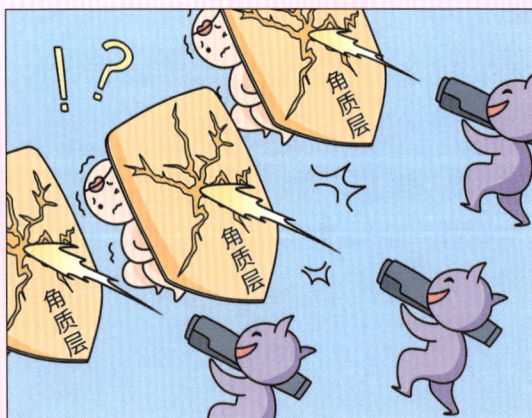

◁敏感
角质层薄，屏障功能弱，敏感一点有问题吗？

# 寻找原因

## 生理构造所致

嘴唇表皮层比较薄，柔韧性也比较差，不能形成油水保护膜，秋冬空气干燥，黏膜的血液循环变差，使嘴唇出现干燥、皲裂等，甚至是难看的唇纹，连口红都遮挡不住。

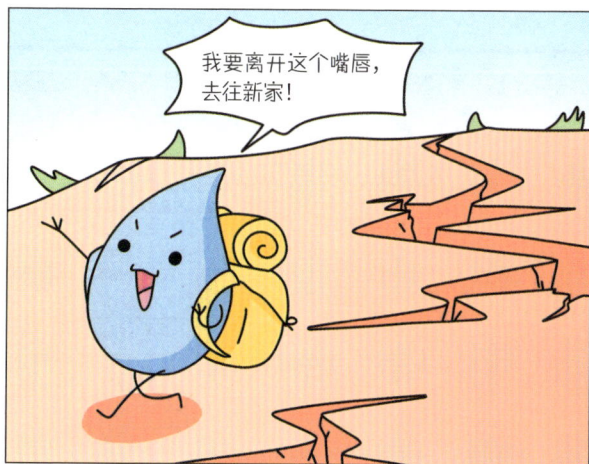

## 维生素失衡

摄入水果、蔬菜不足会导致维生素缺乏，嘴唇黏膜的表皮细胞抵抗力下降，出现干燥、脱皮。过量摄入柑橘时，柑橘中的酸性物质也会刺激嘴唇，使其对阳光敏感，导致干裂。

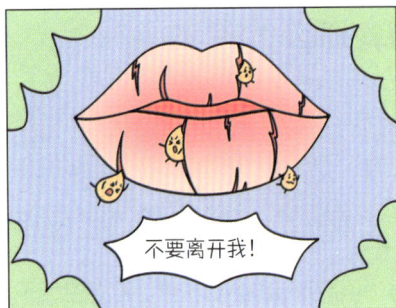

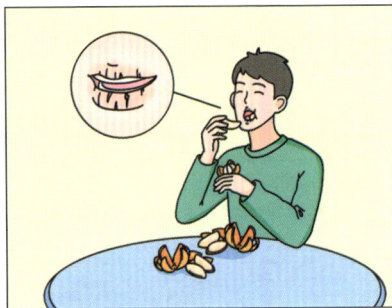

不要离开我！

## 外界刺激

　　爱吃烧烤等辛辣、刺激的食物，没有及时清除食物残渣；过度使用口红和唇釉等，不及时做好养护，都可能造成嘴唇干裂。

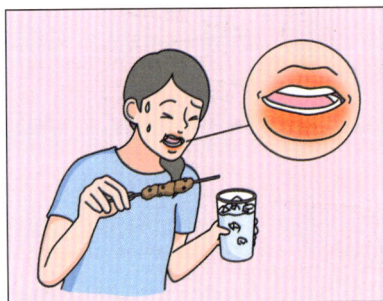

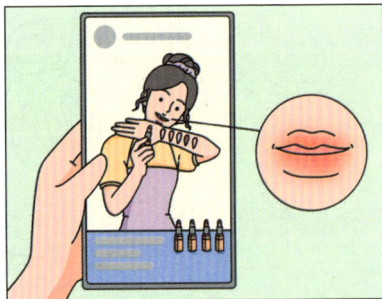

嘴唇干裂反反复复不仅会影响美观，还会造成口角炎。

124

# 如何拯救"大干唇"？免受干裂的痛苦

避免长时间在室外干冷的环境中逗留，如果必须要在室外活动，戴好口罩，给嘴唇做好保暖措施。

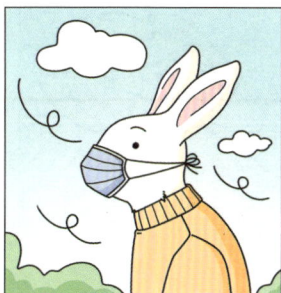

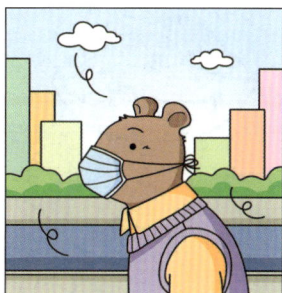

在室外尽量不要饮水，如需饮水，可以备一根吸管，减少水分接触嘴唇。

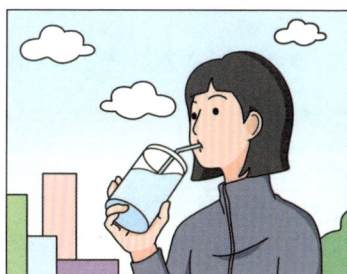

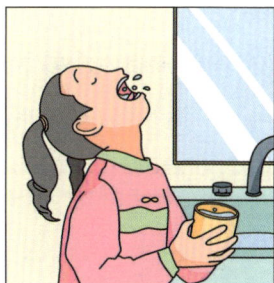

洗漱时将牙膏清洗干净，不要有残留。

## 不要舔嘴唇

嘴唇干→舔一舔→短暂湿润后更干→再舔→更干……恶性循环形成。

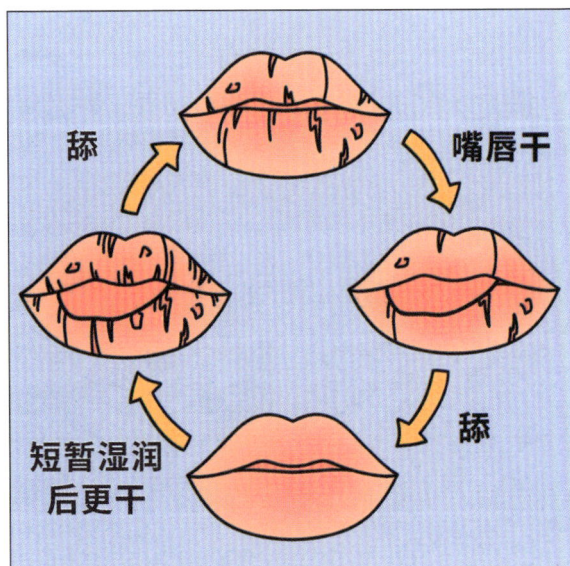

唾液中没有油脂，没办法锁水保湿，水分蒸发会带走唇部本就缺乏的水分。

## 不要用手撕

死皮和黏膜组织连在一起，如果强行用手去撕，会连带周围的表皮，产生新的伤口。如果出现干裂的皮，用热毛巾敷 3 ～ 5 分钟，再用柔软干净的毛刷轻轻刷掉死皮，涂上润唇膏。

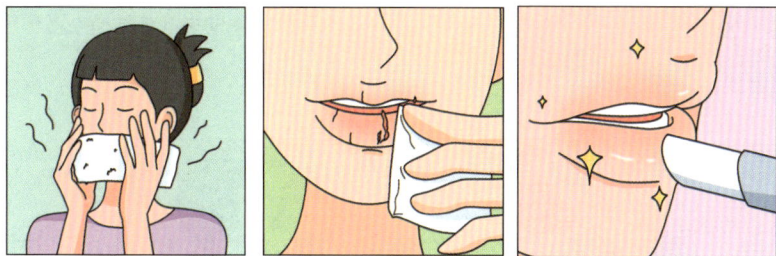

## 睡前涂唇膏

建议睡前，在保证嘴唇干净的前提下用水稍微润湿，再涂上唇膏，可以滋润一晚上。不要选含有水杨酸、果酸、维生素 A 等成分的有刺激性的唇膏，如果使用含有神经酰胺、维生素 E 等修复成分的唇膏，就更好了。不建议经常涂，睡前涂一次就好。

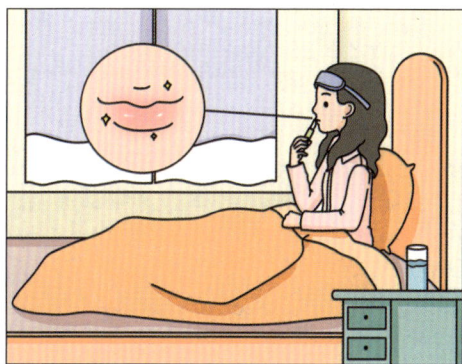

## 饮食调理

多吃蔬菜（白菜、萝卜、黄瓜、茄子、菠菜等）、水果（苹果、梨、香蕉等），严重时可口服维生素 $B_2$、维生素 C。多喝水，保证每天八杯水，少量多次饮用。

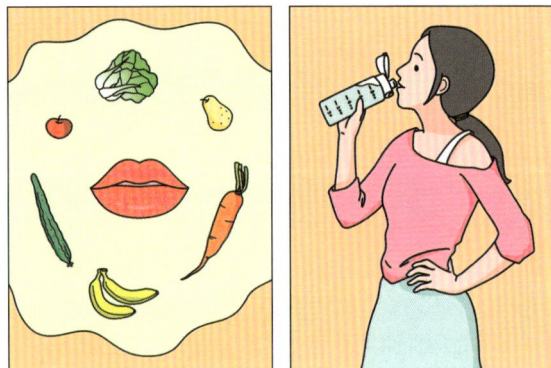

千万不要以为唇部只是小小的一部分就大意！你的嘴唇很脆弱，真的受不了折腾！只有改掉坏习惯，加强对唇部的护理，才能拥有真正的水润嘴唇。

希望大家都能够拥有水水润润唇！

# 当心！乱撕倒刺有危险

你是不是每到换季，手上就爱长倒刺，不仅碍眼还碍事，更不用说一不小心碰一下，那个酸爽……

所以就干脆一不做二不休，撕掉它！

这种经历体验一次，保证永生难忘！

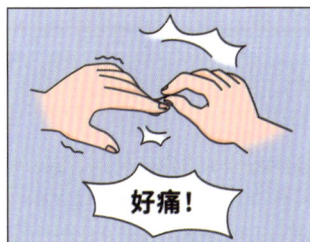

好痛！

更有人撕倒刺把自己送进了医院，严重的还要面临截肢。

可见，随手拔掉一根小小的倒刺，你觉得无伤大雅，但是可能会引发一系列的后果。

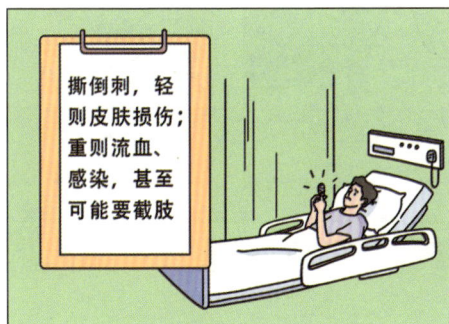

撕倒刺，轻则皮肤损伤；重则流血、感染，甚至可能要截肢

坊间有言：这是缺乏维生素啊，多吃点蔬菜、水果不就行了。

但是，这个"锅"维生素表示不背！

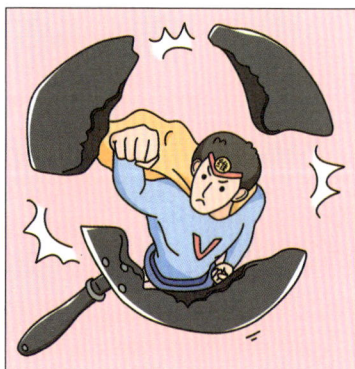

缺乏某些维生素确实会导致一些问题，比如缺乏维生素 A 可能会导致皮肤干燥，在一定程度上加重倒刺，同时会有视力下降、皮肤多发色斑的表现。

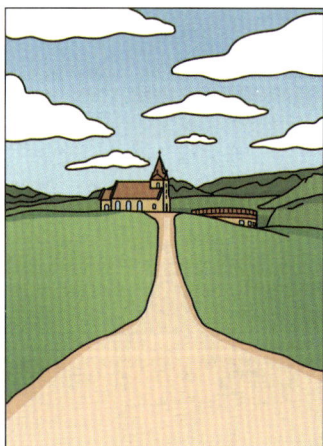

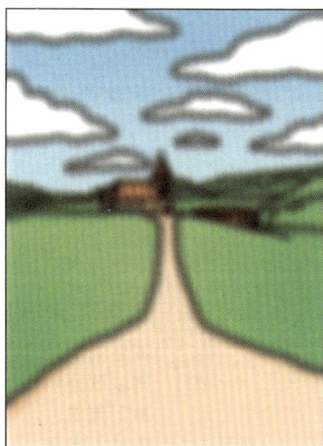

而缺乏维生素 $B_2$、$B_6$ 等 B 族维生素，则会导致脂溢性皮炎、唇干裂等症状。

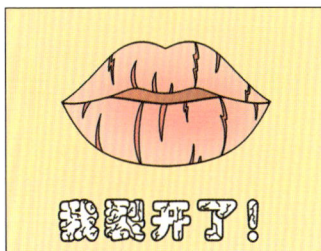

我裂开了!

但是，缺乏维生素，往往除了皮肤症状外，也会有其他系统性的改变。

## 重点来了

你身体的其他地方没有问题，单单指甲周围长了倒刺，你还觉得和缺乏维生素有关系吗? 并不是!

所以，无论你再怎么补充维生素，该长的倒刺还是不会放过你。

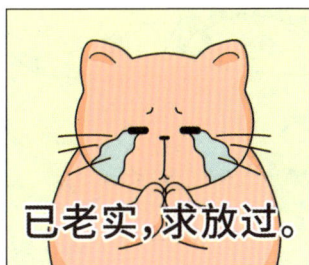

已老实，求放过。

## 为什么会长倒刺

简单来说，就是你的皮肤太干了!

指甲旁边的皮肤是没有汗腺和皮脂腺的，也就是说，那里不分泌油脂。

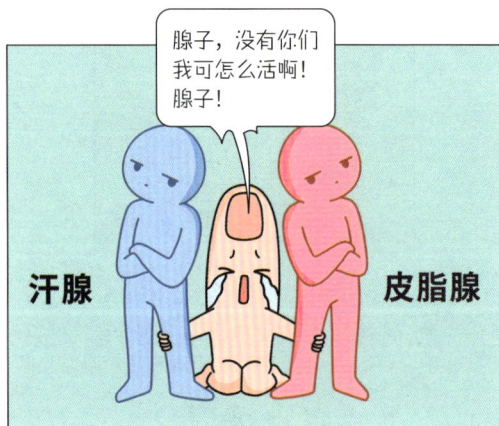

再加上频繁洗手带走大量的油脂，进一步加剧水分的流失，手就会变得容易起皮、粗糙，指甲周围自然就成了倒刺的重灾区。

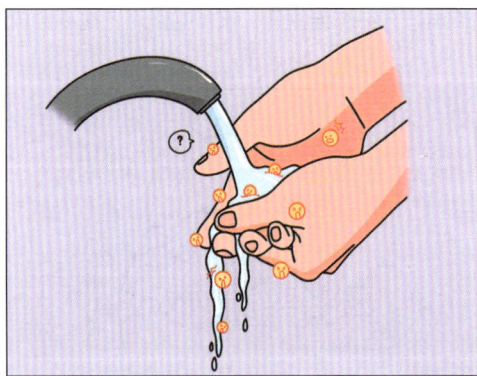

悄悄告诉你：咬指甲和啃手指也会导致长倒刺哦！

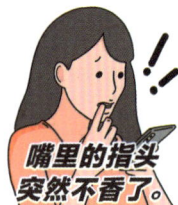

## 长了倒刺怎么办

长了倒刺，一定要忍住不去撕掉或咬掉它！

最合适的方法就是用剪刀或者指甲剪将倒刺齐根剪掉。如果有条件的话，可以把手放在37℃的温水里泡5分钟左右，这样会让倒刺变得软软的。剪掉倒刺之后，还要涂抹护手霜，保护皮肤。

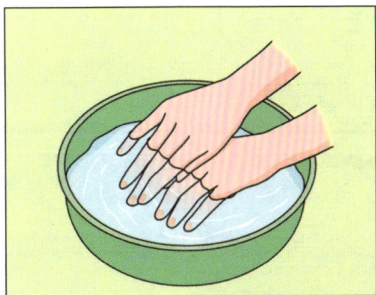

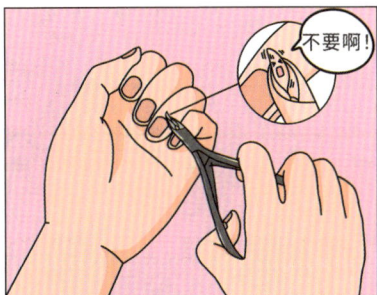

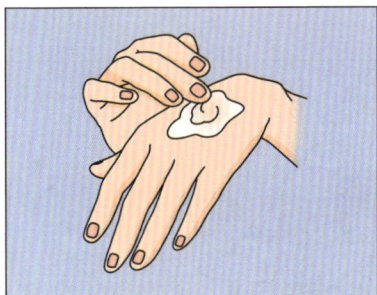

不要啊！

## － 这么痛苦的事情还是不要经历为好

平时避免过度洗手，选择温和的洗手液，洗手后及时涂护手霜，请把这一习惯牢牢地刻在脑子里（如果有时间的话，还可以用橄榄油泡一泡手或者给自己做个手膜）。

改掉咬指甲和啃手指的习惯，如果有这个习惯的话，可以通过一些替代行为来转移注意力，比如玩手指游戏、做手工等。

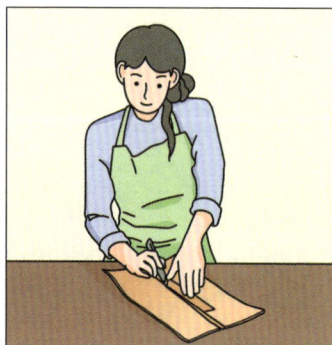

通过使用加湿器、放置水盆等方式，增加室内湿度，让手部皮肤得到更好的滋润和保护。

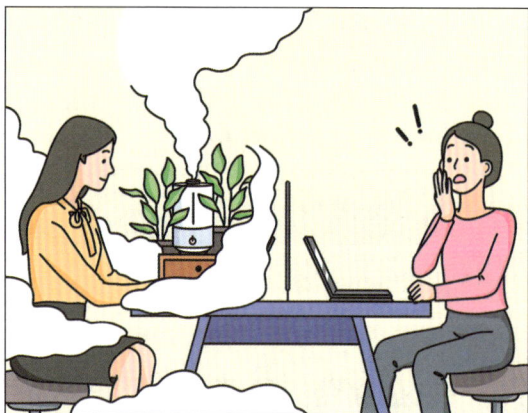

虽然单纯的倒刺并不一定是维生素缺乏引起的，但均衡的饮食对于保持皮肤健康仍然非常重要。多吃一些富含维生素 A、维生素 C、维生素 E 等抗氧化

成分的食物，如胡萝卜、菠菜、柑橘类水果等，可以帮助皮肤抵抗氧化压力，保持健康状态。

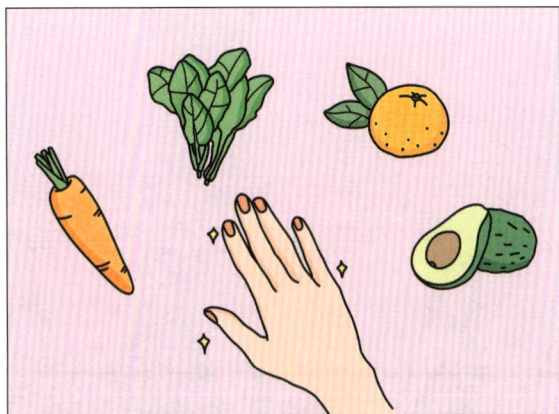

倒刺虽小，麻烦不小。不撕倒刺，是对手指最大的尊重！

新的一天新的挑战，从忍住不撕倒刺开始！

忍

# 什么？背单肩包居然会造成骨骼大乱

临时抽查，你是怎么背包的？

这样？                                    这样？                              还是这样？

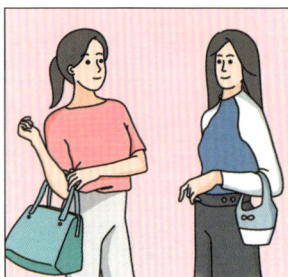 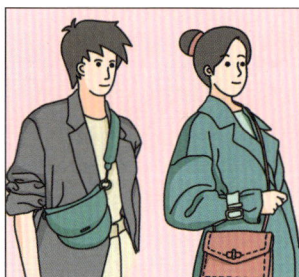 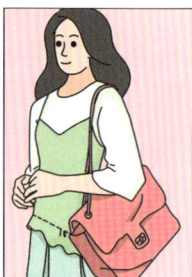

以上有你吗？再来猜猜哪一种对身体的危害最大？

答案是：以上几种背法都会对你的脊柱造成难以挽回的危害！

喊，小小一个单肩包，能有什么危害？

我不信！

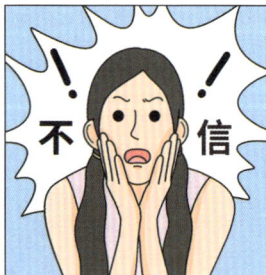

# 不听老人言，变成高低肩

当你背单肩包时，压力会集中在一侧肩膀上，而为了防止单肩包往下掉，你的肩膀会不自觉地向上耸肩来固定住包带。此时主要是你单侧的上斜方肌和肩胛提肌在出力。

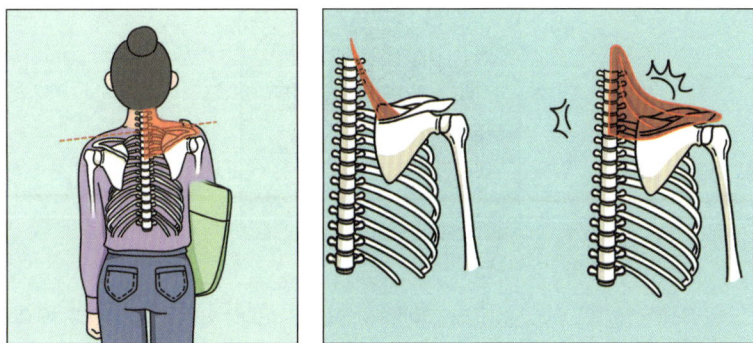

这两块肌肉就像是被突然委以重任的士兵，而其他肌肉则在一旁悠闲地观战。

他们抱怨：不公平！同样都是肌肉，怎么就我们多干活？

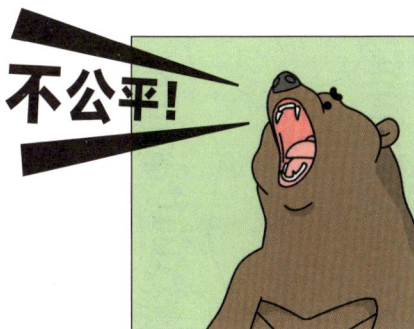

相比于另一侧清闲的肌肉，多干活的一侧肌肉一直处于收缩状态，久而久

之，这侧肌肉就会变得又短又厚，同时伴随肩胛骨的位置发生改变，从外观上看，就会出现一边高一边低的高低肩体态。

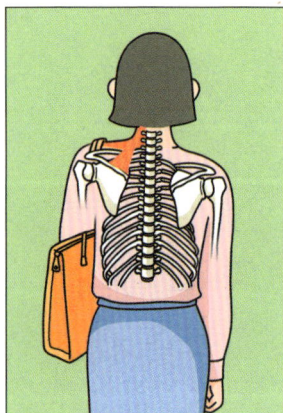

或许你会觉得，这只是肌肉的问题，多做做拉伸就好了。但事情并没有那么简单。

俗话说得好：单肩背得欢，脊柱会侧弯！如果一直放任高低肩不管，骨骼、肌肉出问题之时，就是你的脊柱遭殃之时啊！

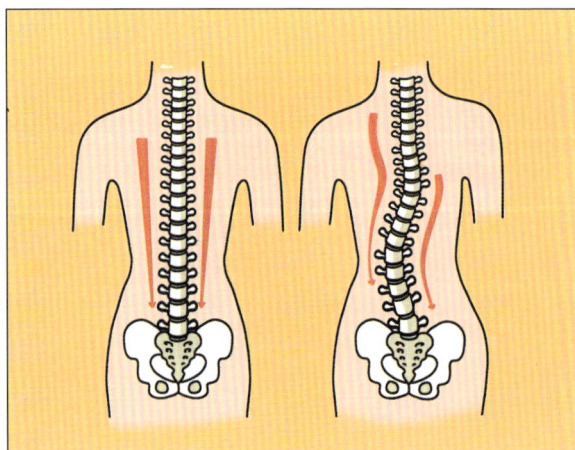

脊柱两侧的肌肉像两根弹力绳，正常时，两边肌肉弹力一样大，将脊柱巧妙地维持在中立位，可当你拎起单肩包时，两侧力量变得不平衡，一侧肌肉力量大，一侧力量小，在中间待得老老实实的骨骼自然而然被力量大的一边牵走了。脊柱侧弯从此与你相识相知，伴你同行。

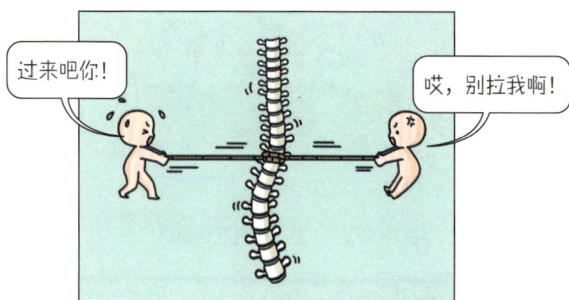

什么，吓不住你？往下看！

众所周知，人体是一个密不可分的整体，而脊柱就像一列排列整整齐齐的小火车，当其中一节车厢出现错位时，会连带着其他车厢改变方向。

所谓上梁不正下梁歪，长此以往，整列火车都会变得乱七八糟。这时你的脊柱可不只是侧弯啦，是山路十八弯！

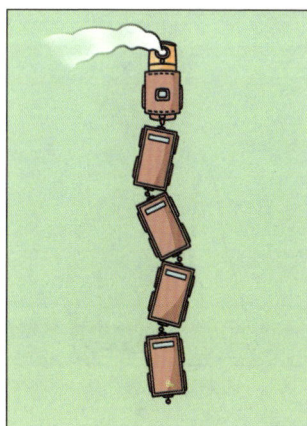

那怎么办啊，我的心肝包包们，怎么忍心放它们在家落灰。

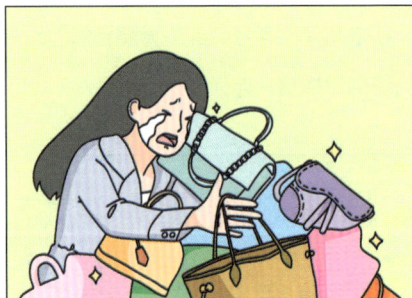

俗话说得好：包包如手足，怎么能随便放弃呢？

往下瞧，已经贴心地为你准备了预防小指南，快来学习吧！

## 预防指南

● 选择双肩背包

双肩包负重均衡，能大大降低重物对身体的损害。

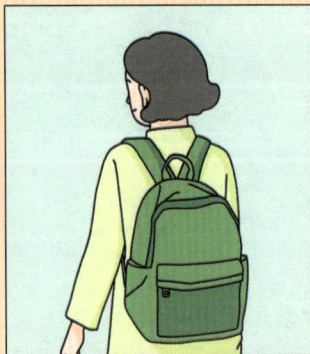

● 选用宽肩带

在选择背包时，尽量选择肩带较宽的背包。宽肩带能够分散重量对肩膀的压力，减轻肌肉负担。

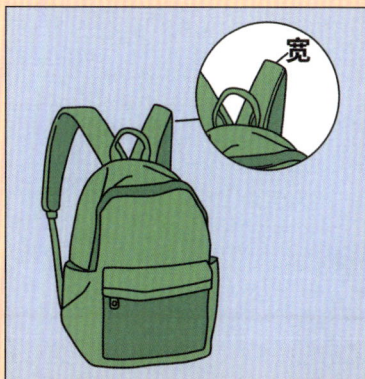

● 重量不要过重

背的东西不要过于沉重，包包重量最好在 1kg 以下。

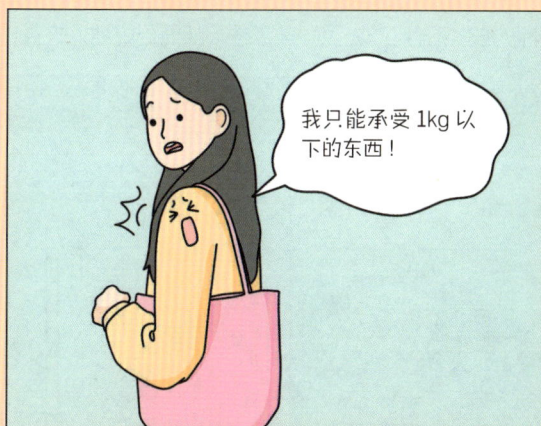

● 轮换肩膀背包

如果实在无法割舍对单肩包的喜爱，那么在日常使用时，要有意识地更换肩膀背包。建议每 30 分钟就更换一次负重肩膀，这样可以减轻对单一肌肉的压迫。

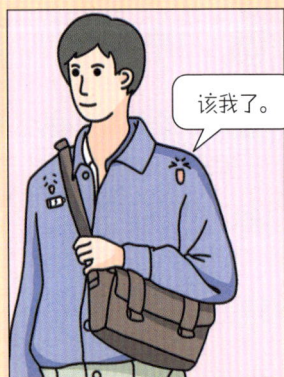

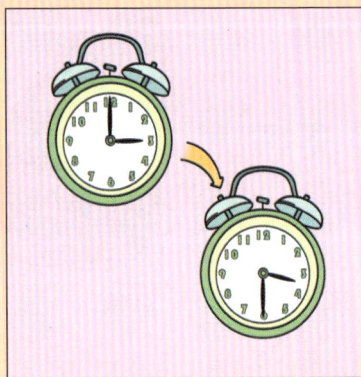

● 加强锻炼

通过加强锻炼来增强肌肉力量和柔韧性，从而更好地保护脊柱和肩膀。一些简单的锻炼，如俯卧撑、引体向上等都可以有效地锻炼这些肌肉。

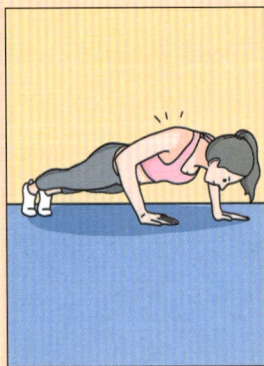

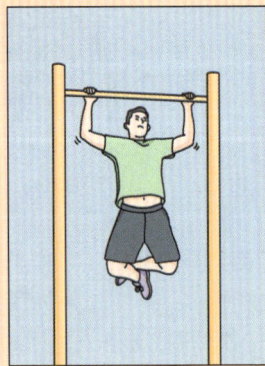

总之，单肩包虽好，但别忘了照顾好你的肩膀和脊柱。希望大家都能够漂漂亮亮背包，"正直"做人。

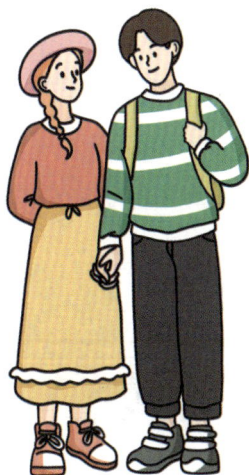

# 肚脐：我警告你，做人别太抠

肚脐，一个神奇的存在，人类吸收营养的第一张"嘴"，也是这个世界留给我们的第一道伤疤。

对于多数人来说，肚脐的作用无非就是区分正反面，以及闲来无事抠一抠。

边吃饭边抠          边耍手机边抠          边看书边抠

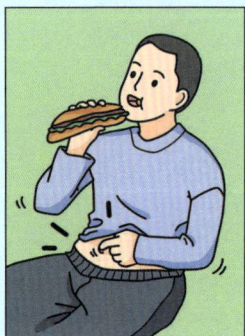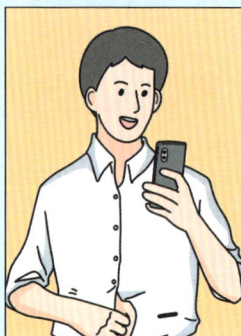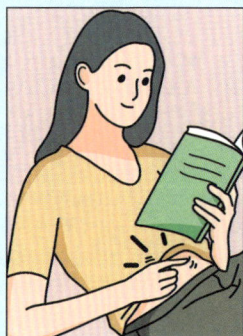

但动手的时候总能想到童年传说：抠肚脐肠子会烂掉。于是又默默收回了自己的手。肚脐的存在不会影响我们的生活，所以也逐渐成了一个充满未知感且容易被忽视的洞洞地带。

# 肚脐的形成

身上的皮肤都是滑滑的，为什么到了肚脐这里就不一样了呢？不仅有很多褶子，还长得千奇百怪。这就不得不提肚脐是如何形成的。

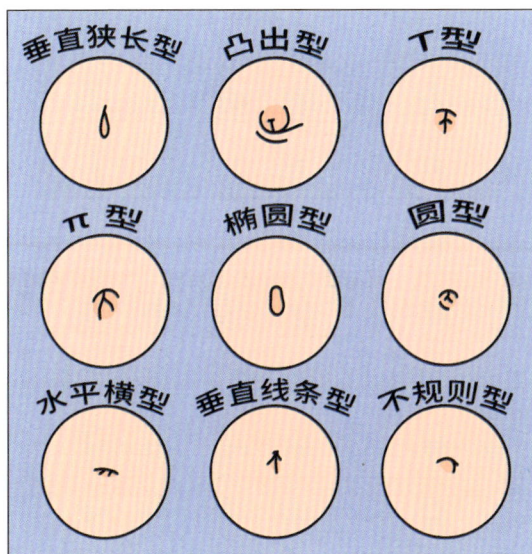

垂直狭长型　凸出型　T型
π型　椭圆型　圆型
水平横型　垂直线条型　不规则型

怀孕时，脐带主要负责胎儿跟母体之间的营养传送、废物的排出及氧气的输送，是母体跟胎儿之间最亲密的联系。

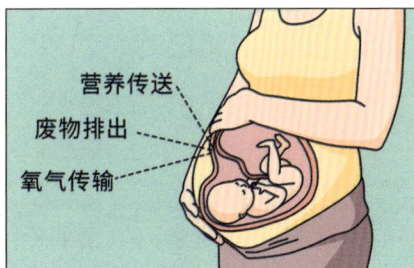

营养传送
废物排出
氧气传输

当宝宝出生时，为了减少出血，会用夹子夹住脐带的两头并剪断。

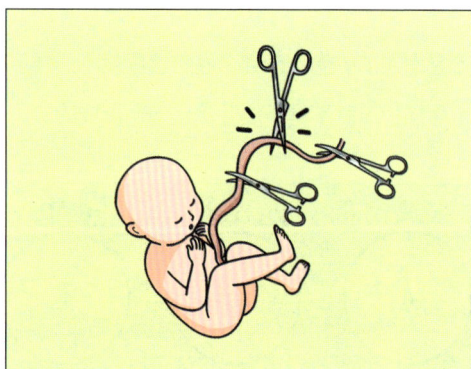

这样，脐带的"残端"就会留在宝宝的肚子上。一段时间之后，这个残端就会渐渐萎缩变黑，自行脱落，肚子上就会留下一个"洞"。

为了修补洞口，宝宝身上的皮肤会慢慢从两边向中间低的部位生长，与此同时，洞里面也会默默长出新的组织，填上这个洞口。一两周之后，在身体细胞的努力下，身体里长出的肉芽组织填满了洞，也就形成了我们说的肚脐。

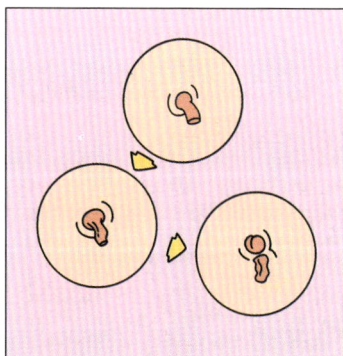

目前为止，肚脐与我们都是"相安无事"的，直到某个夜晚我们开始对肚脐偷偷探索，手指伸向了肚脐。

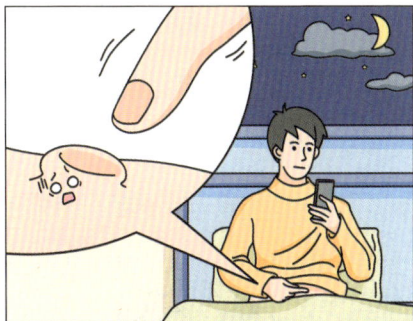

抠完之后发现指甲黑黑的，忍不住凑到鼻前猛吸一口……那个味道，差点把人送走！

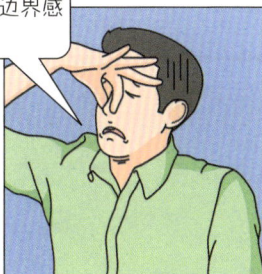

呕！讨厌没有边界感的味道！

而我们抠出来黑黑的东西不是别的，就是脐屎。

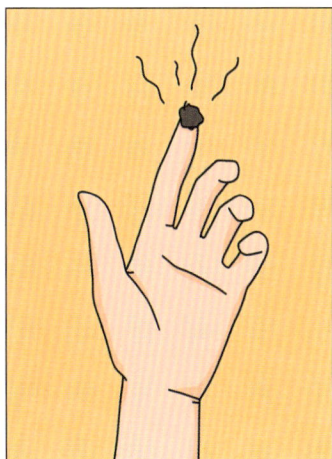

没错，它有名字。但此屎非彼屎，除了有些异味之外，对身体并没有什么损害。

那为什么肚脐里会有这些黑黑的东西呢？

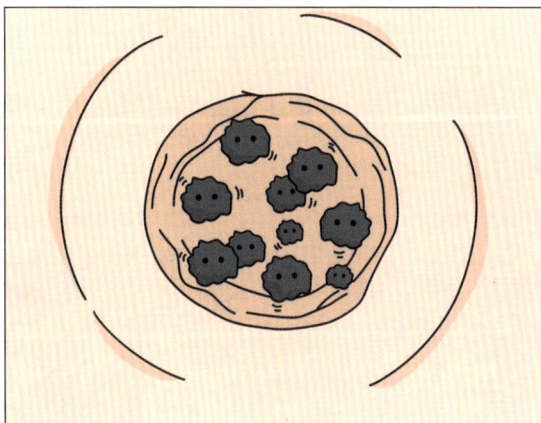

## 脐屎的形成

肚脐是身上皮肤最低的部位，很容易聚积东西，而那些黑黑的只是皮肤正常新陈代谢后脱落的细胞，与汗液、灰尘、杂质融合在一起的混合物。

视觉效果加上嗅觉感知，让我们觉得它很脏，那些污垢其实并不可怕，跟身上搓下来的"泥"并无两样，不用刻意抠掉。洗澡的时候，顺便用清水冲一冲就可以了。

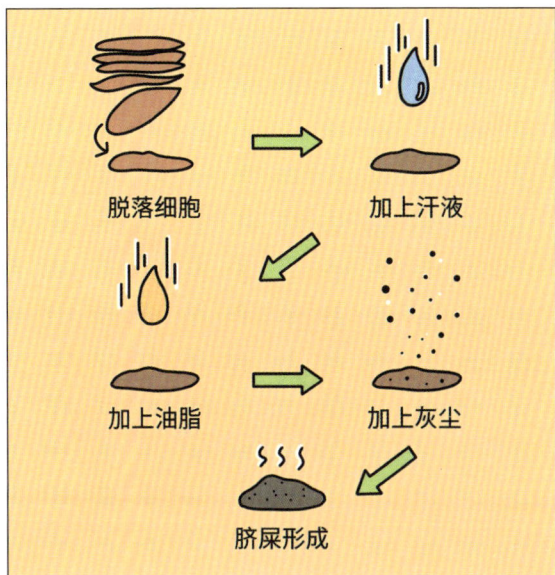

脱落细胞　　　　加上汗液

加上油脂　　　　加上灰尘

脐屎形成

## 肚脐到底能不能抠

这么说吧：小抠怡情，大抠伤身，建议节制。

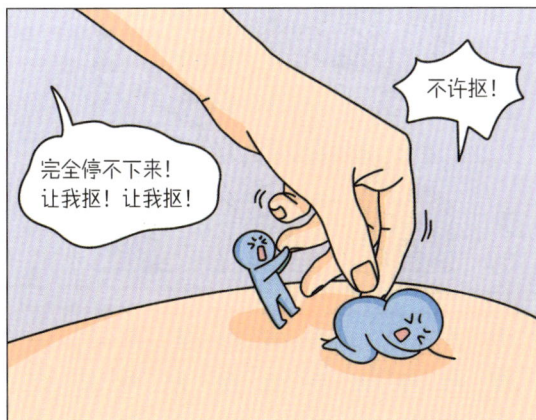

不许抠！

完全停不下来！
让我抠！让我抠！

首先，抠肚脐会经常肚子痛。肚脐上面有很多褶皱，几乎没有脂肪。从解剖结构上来说，肚脐虽然既不连接内脏，也不连接大肠，但跟身体里的内脏仅仅隔了薄薄的一层膜。

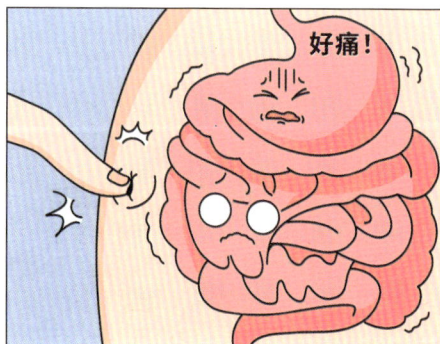

内脏受到刺激后引起的身体反射一直存在。如果抠肚脐的力度过大，可能会直接刺激内脏，引起腹痛、腹泻等。

其次就是感染发炎。肚脐娇嫩，不留心弄破之后，聚积在肚脐的污垢很容易进入身体，发生炎症，出现发热、红肿。而且肚脐周边有很多毛细血管，炎症很容易通过血流蔓延到身体的其他地方。

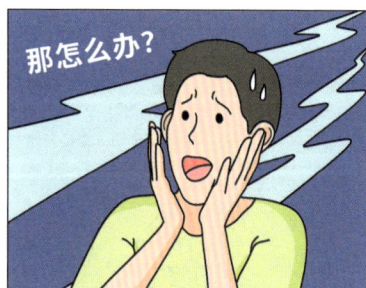

既然这样，有人要问，抠了之后对身体不好，那肚脐里的污垢是不是就不用管了？当然不是，肚脐长期不清洗容易产生异味，污垢太多还会刺激皮肤让

人感到不舒服。

不建议抠肚脐，但是里面的泥是可以清理的呀！

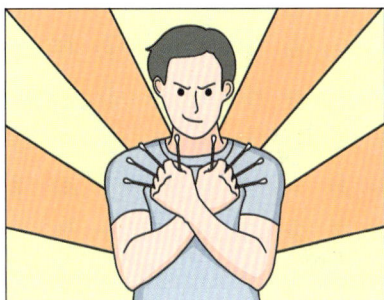

肚脐里的污垢可以保持正常肚脐温度，如果清理太干净的话，热量散发得比较快，胃肠道容易受凉。所以在清理肚脐时要掌握好力度，既要清洁肚脐，又不能"太干净"。

## 如何清理肚脐

可以用棉签蘸水或者蘸酒精等，在肚脐里面画圆圈轻轻擦拭。但如果肚脐里的污垢已经很硬了，可以先往里面滴几滴油，等污垢软化后，再用棉签轻轻擦。一定要注意力度不能太大。

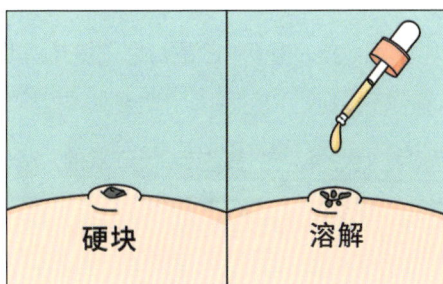

硬块　　　　　溶解

肚脐不能使用乳液，否则会给真菌、细菌创造一个湿润的生长环境。如果清洗之后，异味还没有消失，或者出现红痒等症状，可能是感染了，要立刻就医。

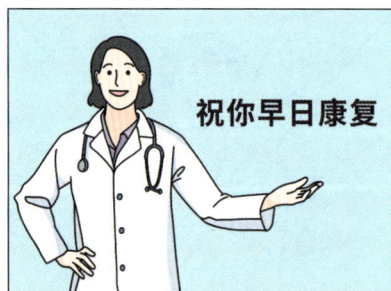

祝你早日康复

最后，分享一个保养肚脐的小方法。早上起床后或者晚上睡觉前，排空大小便，放空自己，全身放松，躺在床上露出腹部，两个手掌重叠放在肚脐上。先按逆时针方向揉108圈，再反方向揉108圈。可以帮助消化，加强新陈代谢，对身体的五脏六腑都有很好的促进作用，提高身体免疫力。

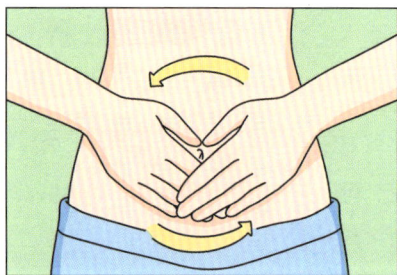

总之肚脐可以摸，可以抠，但请对它温柔点，抠的频率也不要太高了，不是有句歌词说了：请你不要到处"抠抠"，用力到处"抠抠"……

小小的肚脐里藏着大大的秘密！管住手，用正确的方法"抠"肚脐。

保护肚脐，人人有责！

# 餐后娱乐大揭秘，"坑爹"项目需谨慎

三五好友聚会，美食下肚，酒过三巡，你是否想过用一场汗蒸来舒筋活血，或是用一次搓澡来洗去一身疲惫，再来个按摩放松身心？

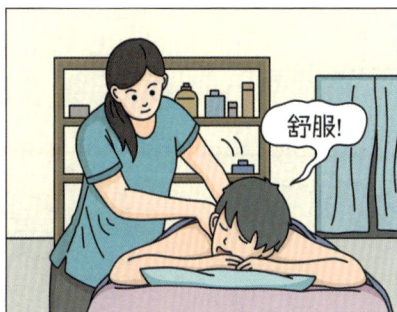

舒服!

这样的"养生"一条龙服务如今可是备受年轻人追捧。而出现这种现象的原因还在于当下年轻人消费观念更加趋向"养生"方向。

可你真的会"娱乐养生"吗？

先来看一则报道。

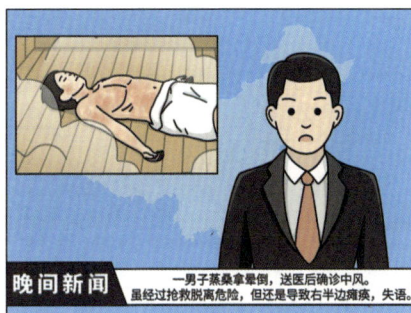

晚间新闻　一男子蒸桑拿晕倒，送医后确诊中风。虽经过抢救脱离危险，但还是导致右半边瘫痪，失语。

本节主题就是提醒你餐后不能立刻进行的几个"养生项目"，这次一定要认真看！避免在生活中将喜剧闹成悲剧！

## 避免立刻汗蒸

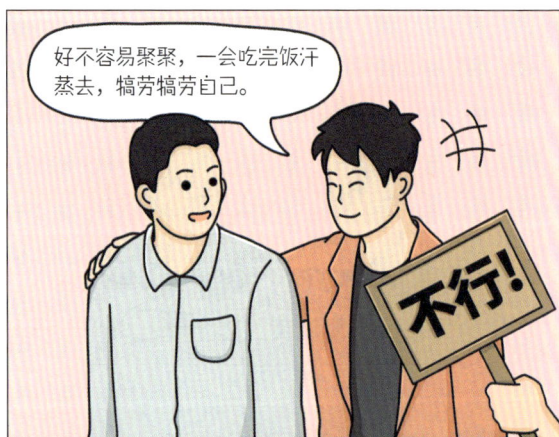

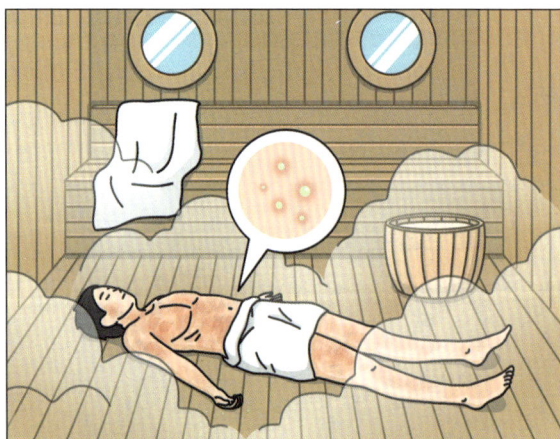

饭后半小时内不宜汗蒸，因为汗蒸时人体血管扩张，血液循环加速，肠胃供血不足，会导致食物消化不良。再者，如果提前喝了酒，酒精会使人体脑神经系统的支配功能下降，此时醉酒者的温度感知能力减弱，很容易造成低温烫伤，严重时，过大的排汗量会使醉酒者快速失水而导致晕厥。

## 避免立刻洗澡、按摩

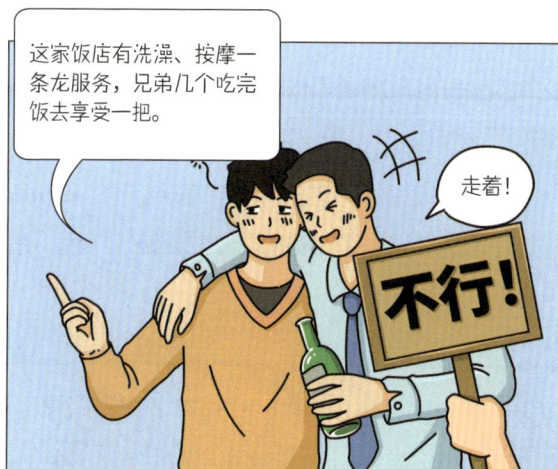

对于身体一切正常、没有拖延症，属于快速行动派的青年小伙儿，这段可以不用参考，因为你强健的身体在饱餐后即刻去洗澡，不会造成太大影响。

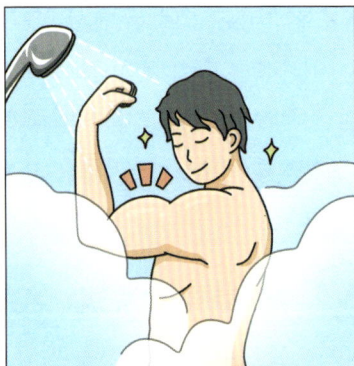

但是，如果日常生活中存在胃肠消化不良，如偶尔出现胃痛、胃灼热、蹲起时头晕等现象，或者存在心血管基础疾病，长期服用降压药者，相信我，这个一条龙服务并不适合你。

因为刚吃完饭时，心脏的血液有一部分被调配给肠胃，以帮助肠胃完成消化吸收。如果这时候洗澡，又会有大量的血液集中到皮肤表面，从而加剧心脏缺血，甚至发生心绞痛或猝死。

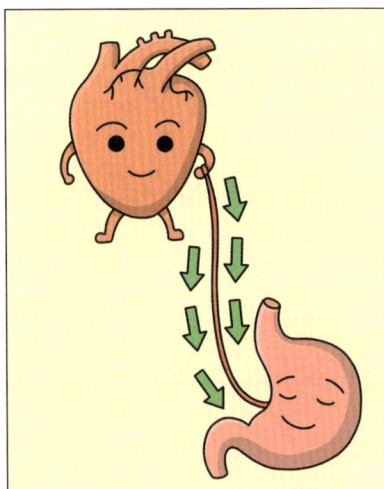

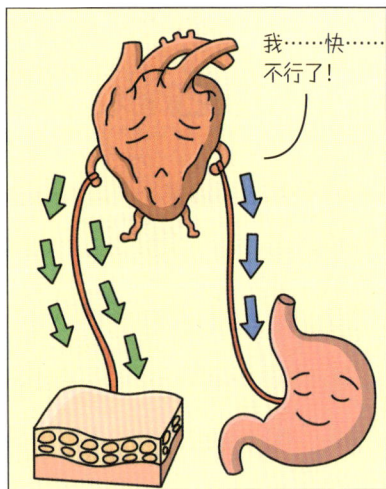

按摩也是一样的道理，如果这类人在饭后立刻推拿按摩，会导致大量血液集中于体表，使胃肠供血不足，引起消化不良等症状。

所以，这类人群饭后 1 小时之内最好不要洗澡，建议在饭后 2 小时或者饭前 1 小时洗澡。

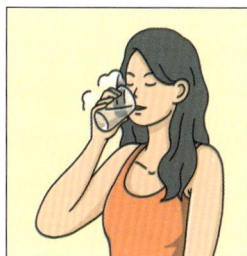

另外，洗热水澡之前，可以喝一杯温开水，这样有助于补充体内血液容量，减轻心脏的负担。

## 饭后立刻睡觉

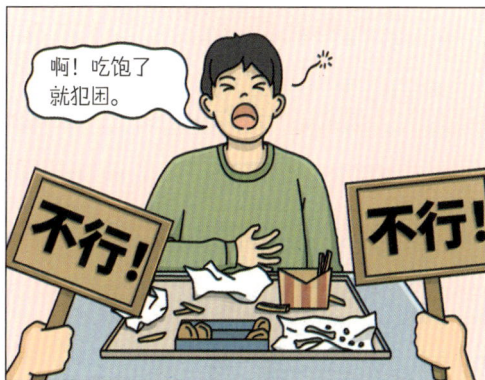

俗话说："饮食而卧，乃生百病。"

人在吃饱饭后很容易犯困，因为身体里的血量是相对固定的，饭后人体的大量血液涌向肠胃，大脑的血量就会减少，血压也随之下降，这时就会有昏昏欲睡的感觉，如果在这个时候睡觉，很容易因脑供血不足而形成血栓，导致脑卒中。

此外，人躺下后，食物易发生反流，增加其进入肺部的可能性。如果带有胃酸的食物反流到肺部，不仅会对肺产生化学性损伤，还容易引发细菌感染，甚至造成窒息。

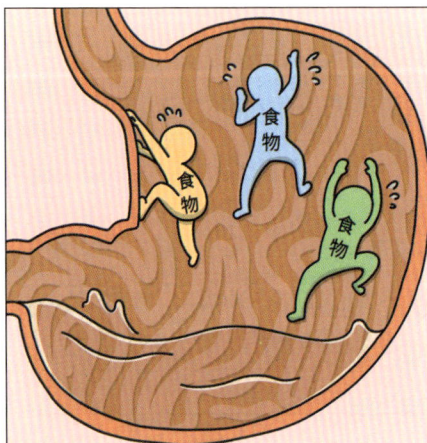

建议在餐后适当静坐一段时间（至少 30 分钟），待胃中食物消化一段时间再躺下休息。

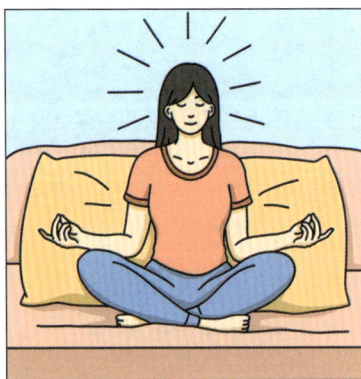

# 饭后立刻喝茶

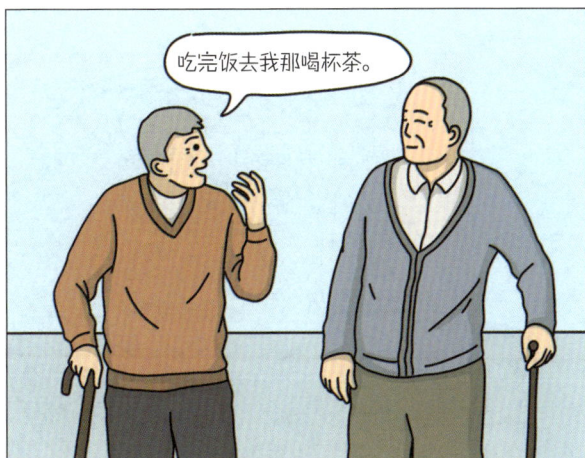

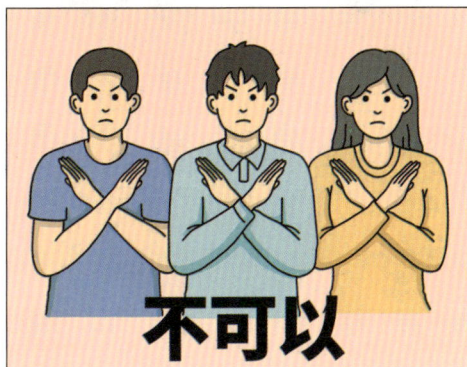

很多人习惯在饭后喝杯茶，认为这样可以促进消化。实际上，这并不是个好习惯，因为茶叶中含有鞣酸和茶碱，这两类物质进入胃肠道后，会抑制胃液和肠液的分泌，从而导致消化不良。

此外，鞣酸还会与肉类、蛋类等食物中的蛋白质发生反应，形成不易被消化的鞣酸蛋白凝固物。不仅如此，鞣酸还可能与食物中的铁、镁等金属元素发生反应，长年累月可能增加患结石的风险。

　　有关实验还表明，饭后饮用15g茶叶冲泡的茶水，会使食物中铁的吸收量降低50%。茶水的浓度越高，对身体的危害越大。

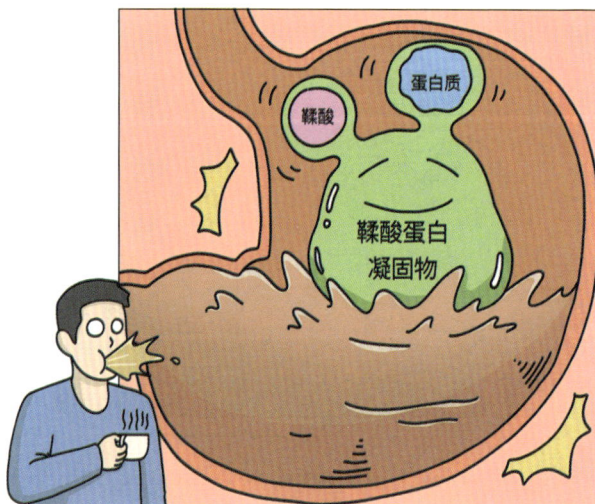

　　正确的餐后活动是门大学问，大快朵颐的同时，也要讲究合适的方式方法，千万不要脑子一热"乱娱乐"。朋友可以再见，但身体是自己的！

# 别让脚踝"冷艳"全场，
# 保暖才是真王道

冬季来临，寒风入侵，本应是一年四季中最需要保暖的季节，随着一句"九分裤显瘦又显腿长"，一群真正的勇士出现了。

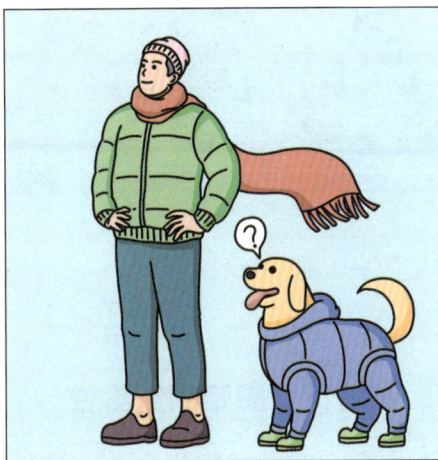

他们敢于直面寒风，穿着长裤卷起裤腿，露出一截脚踝，哪怕零下十几摄氏度，脚脖子冻得通红，也抵挡不住他们爱美的心。

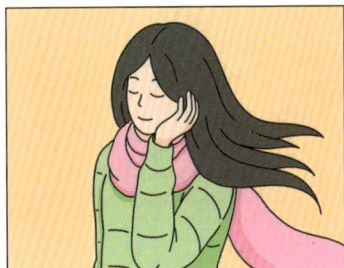

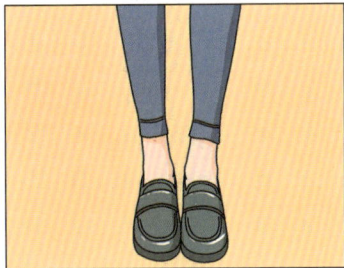

在大街上环视一周，发现露脚踝已经是一种潮流了。许多人都在为露脚踝收获了美丽而沾沾自喜，他们不知道的是，这个行为已经为自己的健康埋下了严重的隐患！

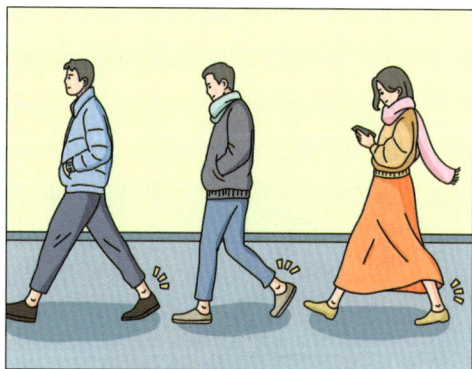

冬天露脚踝除了显腿长，还有嫌命长！

## 🧠 脚踝的重要性

脚踝被称为人体的"第二心脏"。脚踝和心脏，看起来功能和性质完全不同的两个部位，是怎么联系起来的？

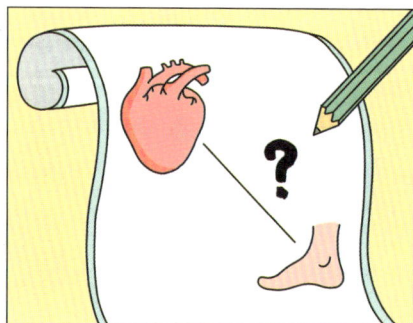

心脏的功能如同发动机，为全身血液流动提供动力，将血液传送至身体各个部分。由于地球的引力作用，足部的血液难以回流到心脏，需要脚踝和小腿肌肉的配合，帮助血液克服重力，回流到心脏。所以说，脚踝如同人体的"第二心脏"，其肌肉收缩功能的好坏决定着身体循环的状态。

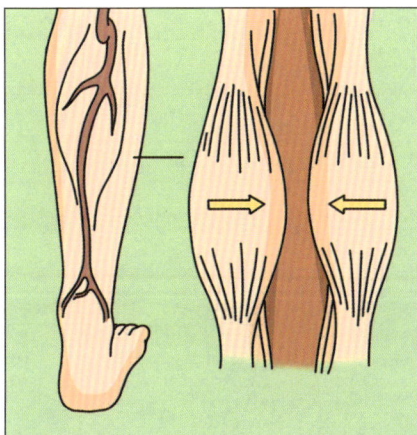

而脚踝不仅是脚部血液流动的重要关口，还是血液循环的重要"枢纽"。

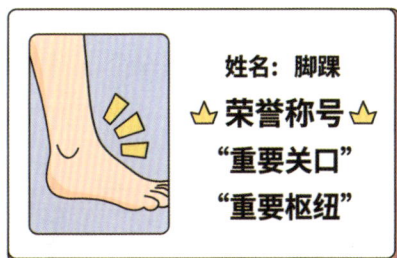

姓名：脚踝
☆荣誉称号☆
"重要关口"
"重要枢纽"

如果脚踝部位的血液循环不通畅，那全身的血液就会像"塞车"一样，变得拥堵。

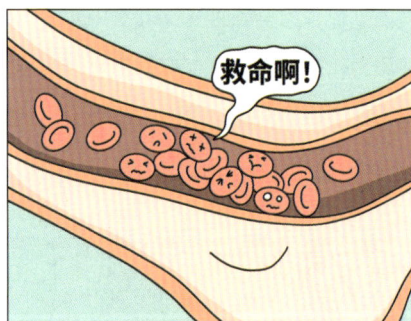

除了血管以外，这里还分布着许多重要组织，比如淋巴管和神经，所以它也是相当脆弱的。可怜弱小但对我们来说重要的部位，却遭到我们的不公平对待。

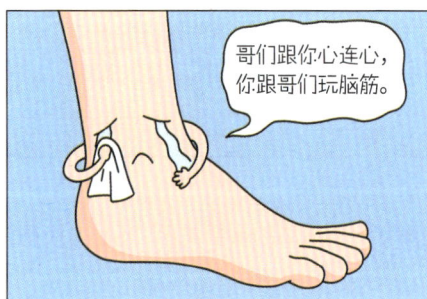

我们身体的大部分部位，都有厚厚的脂肪保护。有些重要的部位，还有毛发保护（当然个别部位除外）。

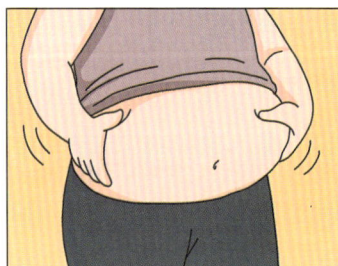

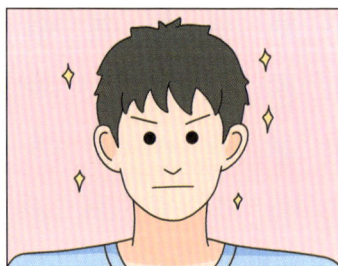

但是我们的脚踝没有毛发，皮下脂肪层也相当薄，保暖性能比较差，这时候你再任由脚踝在冷风中自生自灭，不穿上厚厚的衣服暖一暖，就有可能发生各种问题。

## 露脚踝可能带来的危害

首先，露脚踝会让你的脚踝变丑。大部分人露脚踝都是为了好看，但是冬天露着脚踝，有很大概率会得冻疮。

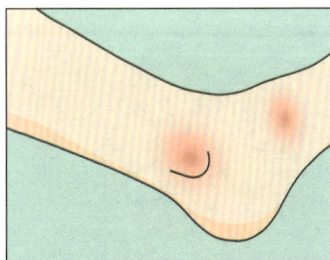

你露着脚踝，在温暖的室内和寒冷的室外随意切换，你是好看了，脚踝上的血管会随之遇冷收缩、遇热膨胀，血液循环受到影响，轻者长出冻疮，皮肤红肿，瘙痒难耐，甚至皮肤溃烂。

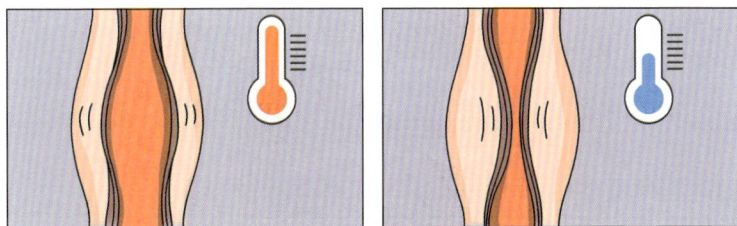

重者会让你的关节"提前退休"。如果你的关节和腿都有问题了，那么在

冬天露出你的脚踝，只会加重你的痛苦，让你了解什么叫痛不欲生。

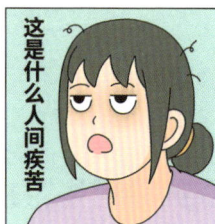

此外，如果这时正赶上生理期，你就会眼泪汪汪地贴着暖宝贴，吃着布洛芬，喊着救命，甚至因体内受寒严重，出现月经不调等妇科疾病。

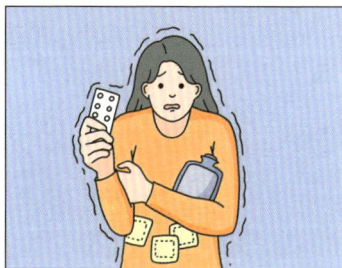

严重的还可能诱发心脏疾病，平时我们身体的血液都在血管里，它们从心脏的左心室出发，通过各级静脉回流到右心房，心脏的结构是"两室两厅"。

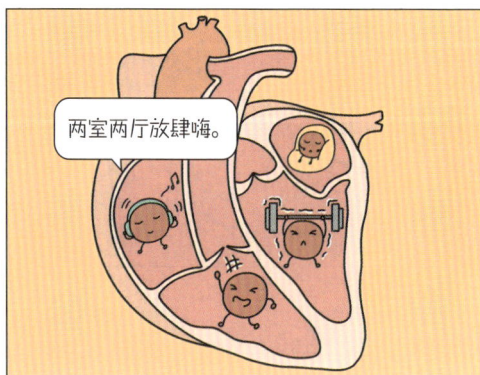

但是当你把脚踝露在外面时，热胀冷缩，遇冷脚踝上的血管就会收缩变小。

血液还是那么多，但是下肢血管里的血液变少了，回到心脏里的血液就会增多，这样，心脏的"两室两厅"就会显得拥挤了。

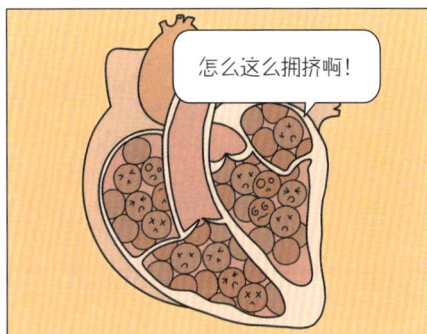

就像平时工作在外的兄弟姐妹，一到过年，全都回来了，挤在父母的小房子里，好不热闹。

心脏面对增加的这么多血液，也好想说一句"累死我了"，没办法啊，使命必达，必须干，收缩、舒张、收缩、舒张……

干啊干，长此以往，心脏不堪重负，撂了挑子。

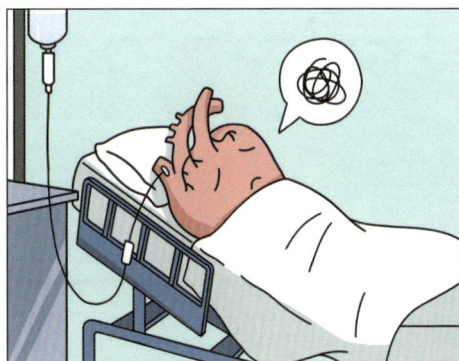

167

随着年龄的增长，我们身体的各项功能会逐渐下降，本来能抗零下 20℃ 的低温，现在零下 10℃ 就瑟瑟发抖，还是乖乖从衣柜里拿出你忽视已久的秋裤吧！把秋衣扎在秋裤里，秋裤扎在袜子里，是对冬天最起码的尊重。

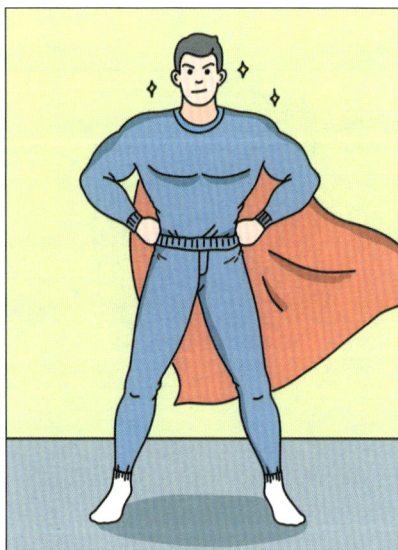

如果实在不喜欢穿秋裤，也可以穿上打底裤，或者配上短靴，穿上护住脚踝的长袜，记得要风度也要温度，不要只顾美丽不管"冻人"哦！

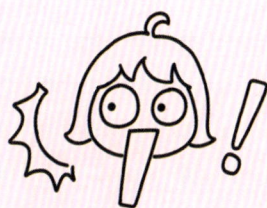

# 辟谣！

## 第四章

## 颠覆你的认知

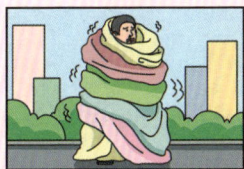

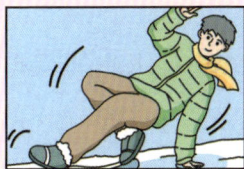

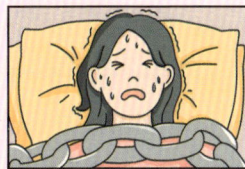

# 不吃晚饭是瘦身捷径吗

这些年，我为了减肥，节食、跑步，各种办法试了个遍，结果没一样能坚持下去，最后决定退而求其次，不吃晚饭试试看吧。

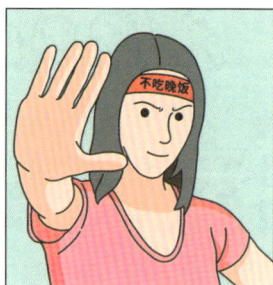

坚持两天后发现，对于我这种夜猫子来说，每个不吃晚饭的深夜都是不眠之夜。这样的夜晚，怎么能够安心入眠，享受美梦呢?

更糟糕的是，这种饥饿感还会让我在第二天早餐时大吃特吃。于是乎，之前的努力瞬间化为泡影……

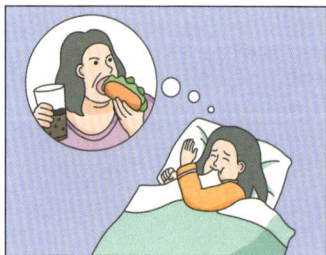

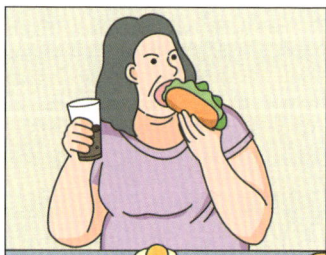

就算这样还是不放弃，想着在明年夏天到来之前，一定要穿上那件 S 号的

小裙子!

有人问我，不吃晚饭减肥，确定可靠吗？有文献支持吗？有参考来源吗？

我沉默了，开始质疑自己。

## 长期不吃晚饭真的会瘦吗

不吃晚饭可能短期内会瘦，但长期不会瘦，甚至可能会反弹！

减肥假象

长期一天吃两顿，从食量上看，减肥效果很明显，但造成的结果很可能是初期减重效果明显，很快就会进入平台期，代谢率降低，一旦恢复正常饮食，身体会"报复性储存能量"，就会出现反弹的情况。

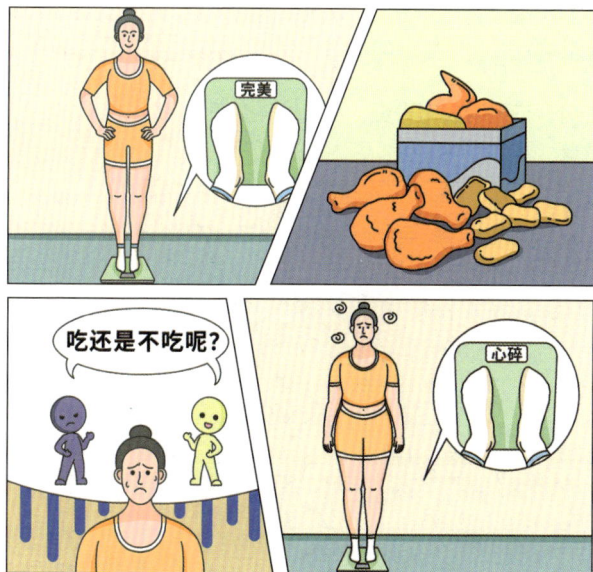

## 心理 + 身体问题

经常不按时吃晚饭，难免会产生饥饿感，导致心情不愉悦，如果这样的状态持续时间久了，会出现体力不支、精神无法振作等问题。

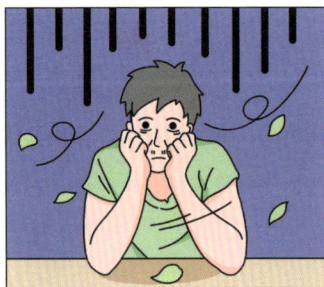

## 消化系统疾病

长期饮食不规律会增加患消化系统疾病的风险。比如上班族晚饭吃得晚，吃完饭马上就开始休息，食物在身体内消化得不够充分，胃酸分泌增加且胃黏膜得不到充分保护，容易得胃炎、胃溃疡等疾病。

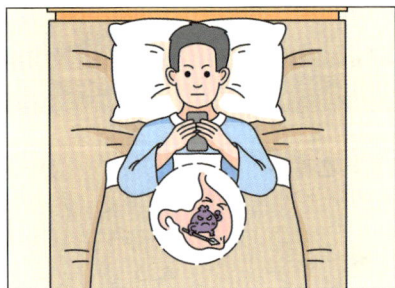

梦破碎了，还是得吃！

172

# 不能不吃，那不如来学习一下怎么吃

## 别吃太饱

有些人喜欢在吃饭时追剧，不知不觉就会吃得很多，不仅导致消化不良，还可能让热量超标。专家建议吃饭七分饱最好，饭前可以多喝点水，不仅有饱腹感从而可以少吃点饭，还能促进身体代谢。

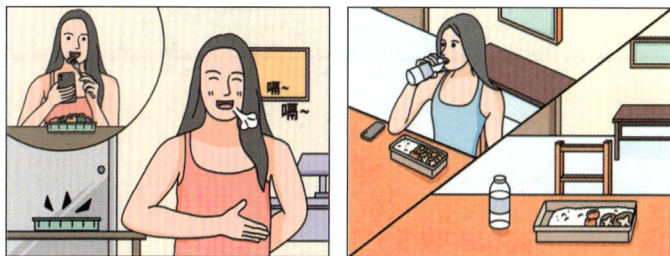

## 清淡饮食

晚饭还是不要大鱼大肉，可以选择清淡、易消化的食物，用蒸、煮、炖等做法。

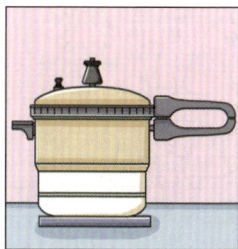

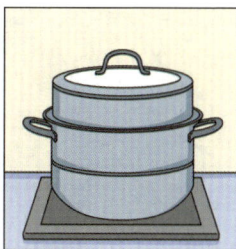

晚上多数人不出门待在家，新陈代谢较白天下降，胃肠蠕动速度减慢，要是再配上重口味晚饭，肠胃的负担就加重了。同时，盐里的钠会让体内水分保存过多，需要减肥的人要减少盐分摄入。

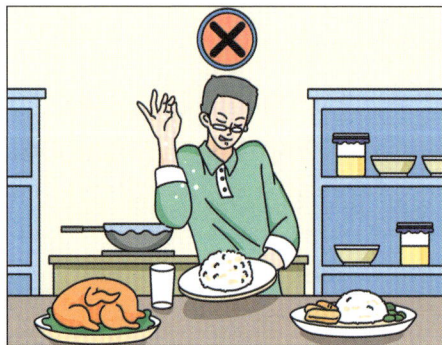

## 晚饭时间要尽早

虽然说晚饭时间和睡眠时间间隔长，有助于降低某些疾病（如癌症）的发病风险，但是也别吃得太早，小心半夜饿醒。晚饭最合适的时间其实是晚上 6 点到 7 点。

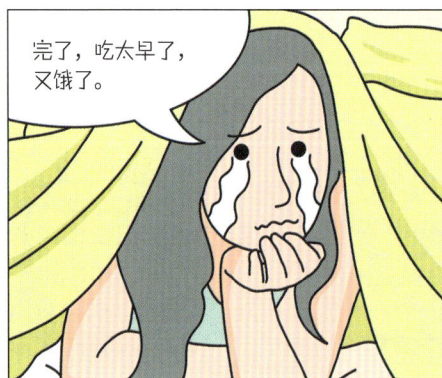

完了，吃太早了，又饿了。

再饿也得吃得"体面"，细嚼慢咽，切忌狼吞虎咽。细嚼慢咽可以帮助食物消化，也有利于肠胃健康，还能让你快速有吃饱的感觉。

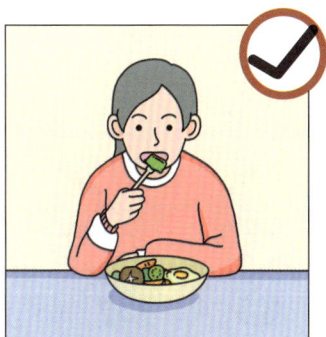

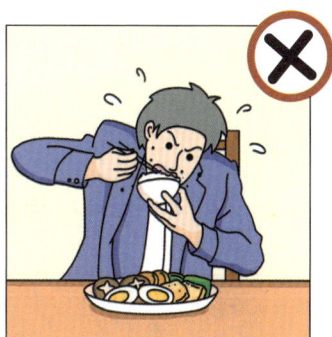

## 适当动一动

大部分需要减肥的人群都没有规律运动的习惯，但是为了减肥成功，大家可以在工作间隙做一些简单的运动，比如拉伸一下身体，做做桌面俯卧撑，或者站起来在办公楼里转两圈。最重要的是长期坚持运动。

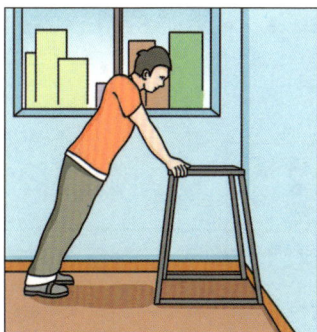

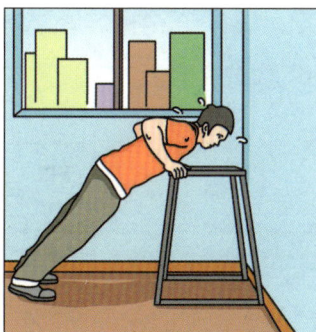

总之，减肥的时候晚饭还是要吃，但重点是要吃得健康。如果在减脂期，应该避开油腻、脂肪含量高的食物，控制一天的总摄入量，而不是单单不吃晚饭。

　　在追求健康的道路上，我们总是被各种快速见效的减肥方法所吸引，但往往忽视了它们可能带来的长远影响。不吃晚饭看似简单，却可能让我们在短暂的减重后陷入更深的困境。

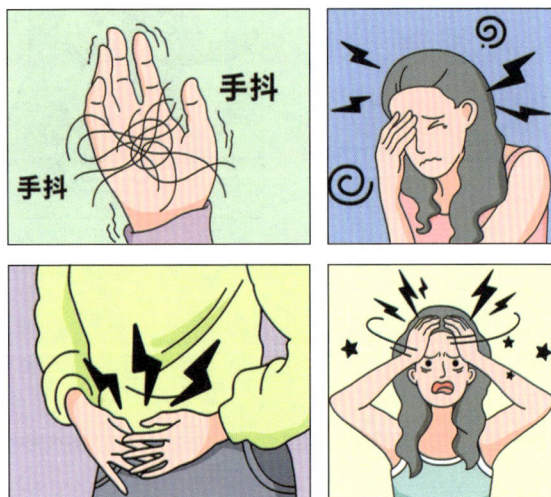

　　健康的减肥需要耐心和坚持，让我们学会享受每一餐，用正确的方式满足口腹之欲，同时也给予身体足够的营养和能量，通过科学的方法塑造更好的自己！不说了，先去干饭了！

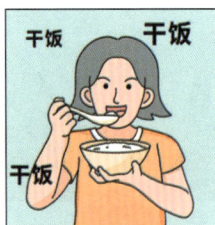

# 冬天骨头会变脆到底可不可信

随着秋冬季的到来，骨折的人明显增多了，于是就有了"到了冬天，骨头也会变脆"的说法。

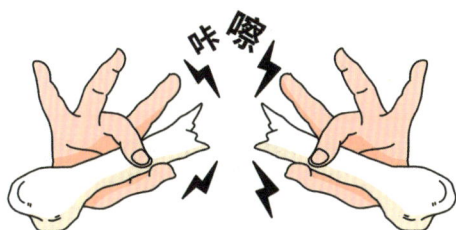

这其实是一则谣言。寒风刺骨、手脚都伸不出来的冬天，确实给人们带来了无数的不便。

尤其是上了年纪、行动缓慢的中老年人，在冬天特别容易发生骨折，于是才有了上面的说法。

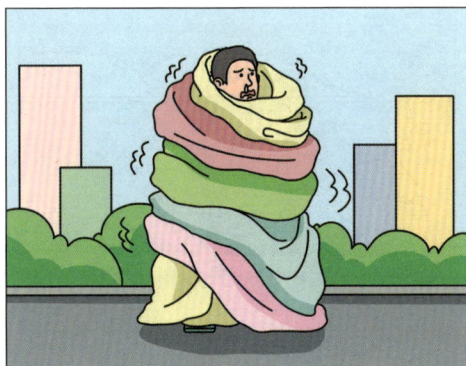

## 冬天和骨折的关系

实际上，人的骨骼和季节没有关系，骨头的变化是一个长期、缓慢的过程。冬天老年人容易骨折，这主要是因为老年人在冬季容易跌倒，因此骨折的概率增加了。

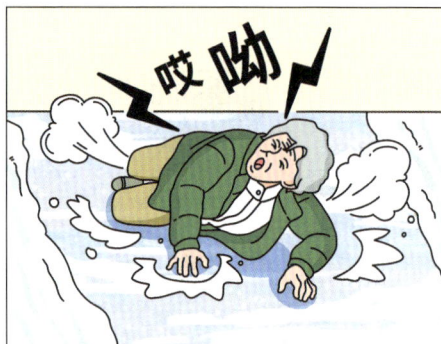

冬天，一层层的秋衣、毛衣、羽绒服，年轻人还迈不开腿呢，可以想象老年人的行动有多么不方便了，再加上冬天天气寒冷，雨雪天气频繁，地面湿滑，更是让老年人行走的道路上增添了无数"难关"。

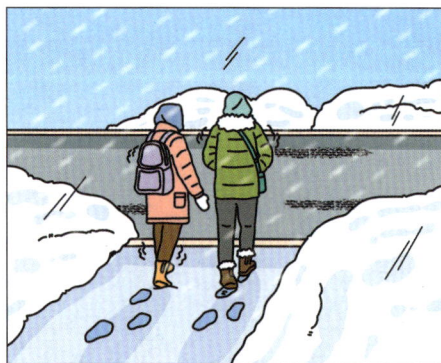

而且上了年纪，人的大脑功能衰退，在冬季的低温下，脑血流速度也会减慢，使大脑的思维迟钝，对意外事件无法做出准确的动作反应，所以会更容易受伤。

另外，冬季白天短，夜间长，人们为了躲避寒冷，也减少了户外活动、晒太阳的时间，早早地回到家中取暖，这就减少了维生素 D 的合成，影响钙、磷的正常吸收和骨化作用，使骨的一个单位容积内骨组织总量减少，这就是骨质疏松症，也是造成冬天骨折的"第一嫌疑人"。

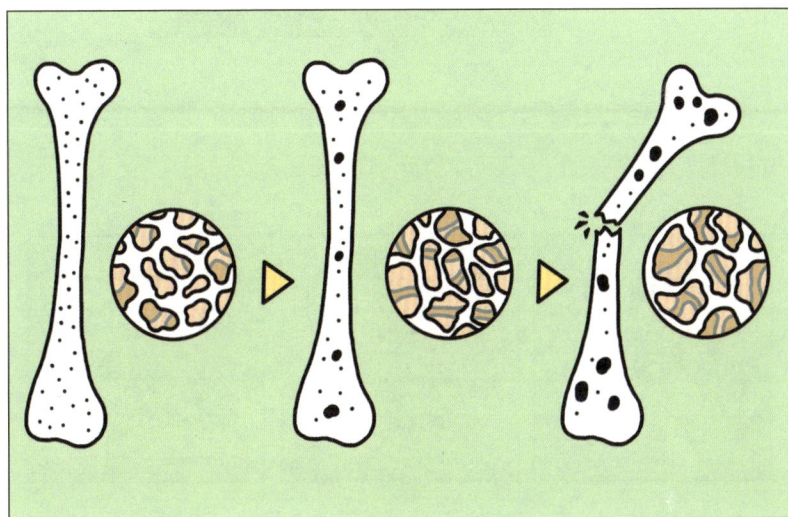

## 患骨质疏松症的只有老年人吗

很多人以为年纪轻轻是不会得骨质疏松症的。事实上，骨质疏松症呈现年轻化趋势，尤其是久坐的文员、居家的自由职业者等。

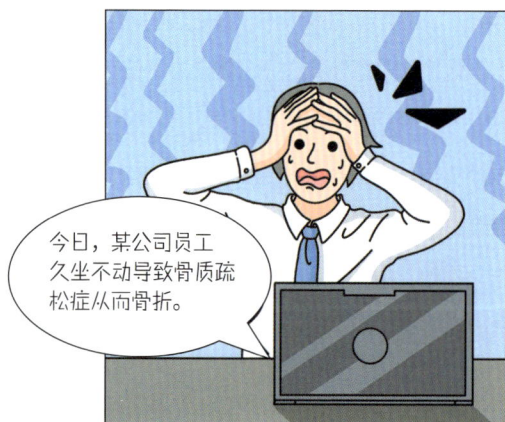

现在的年轻人很多久坐不起，极少运动，再加上抽烟、酗酒、经常熬夜等不良习惯，都会为以后"动不动就骨折"埋下隐患。

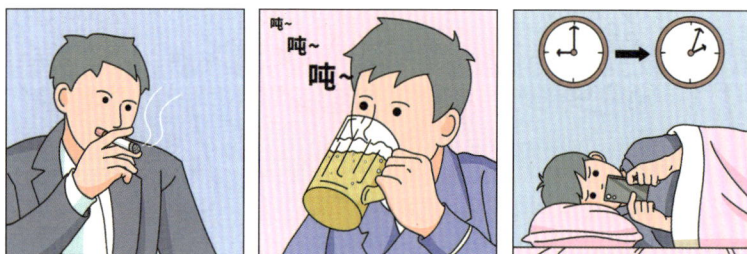

还有很多女性为了保持"S"形身材，不增加运动量，选择节食减肥这一条路，每日摄入的营养不足，饮食结构不合理，导致钙的摄入减少，也很容易造成骨质疏松症。

人一生中的最高骨量年龄一般在 30 岁左右，此后骨量开始下降。

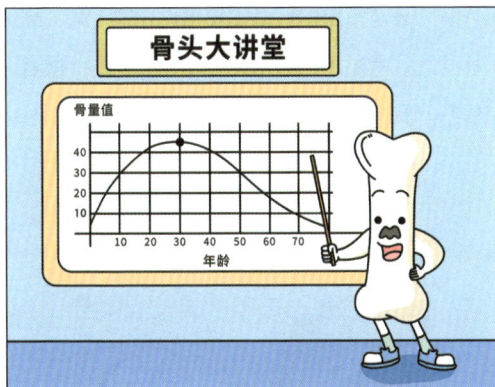

## 如何预防骨质疏松症

　　预防骨质疏松症，众所周知的方式就是补钙。钙是保证骨骼健康的一种营养素，最简单易行的就是晒太阳。人体的皮肤在紫外线的照射下合成维生素 D，维生素 D 可以促进人体对钙的吸收。

　　因此在冬季，更应该到户外晒太阳，这样可以预防骨质疏松症。

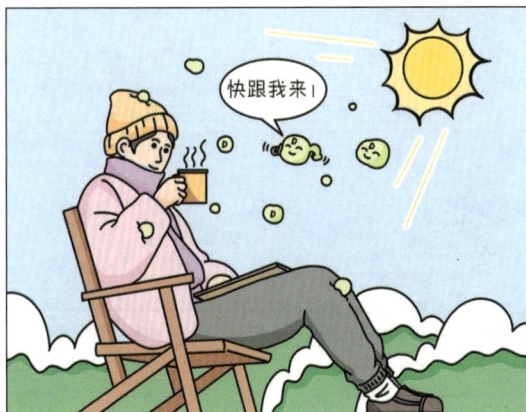

另外，有些人认为患了骨质疏松症容易骨折，就干脆"能坐不站，能躺不坐"，这也是一种误区。骨质疏松症人群不要害怕运动，适当运动反而会改善骨代谢，对提高骨密度有着积极作用。

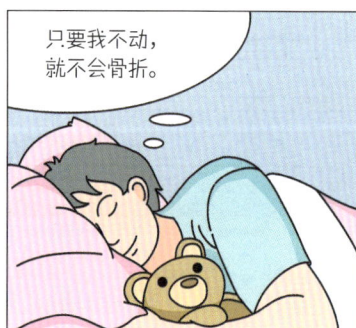

运动还可以提高我们四肢的协调能力，使我们在即将跌倒的一刹那，还有机会避免身体"投入大地的怀抱"。

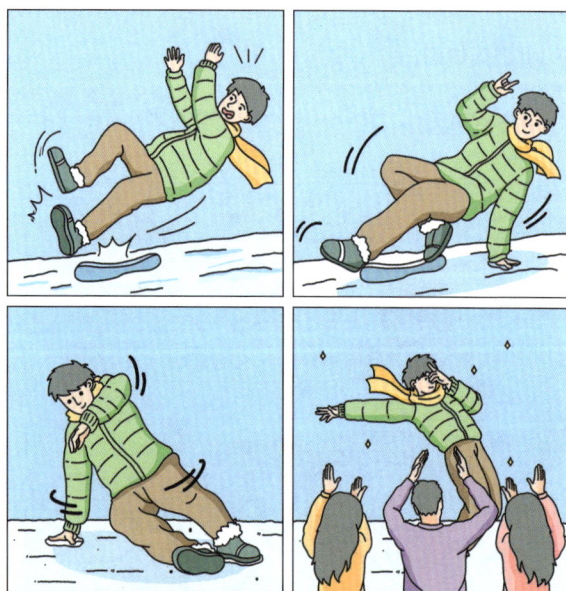

日常生活中想要预防骨质疏松症，学会"吃"就成功了一大半。

饮食需要多样化，少食油腻和含脂肪多的食品，进食低盐、适量蛋白质的食物，注重摄入一些钙含量较多的食物，如牛奶、豆制品、瘦肉、鸡蛋、鱼类、虾皮、芝麻酱等，以增加钙的摄入量。

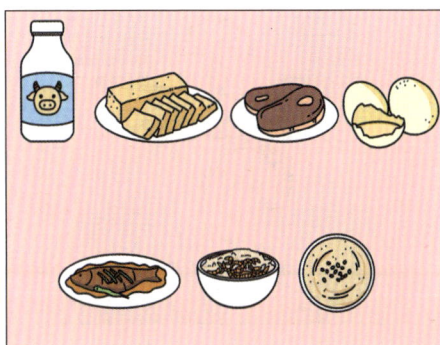

## 补钙喝大骨头汤就可以吗

"吃什么补什么"，如果不小心骨折了，那妈妈一定会连熬三天大骨头汤。

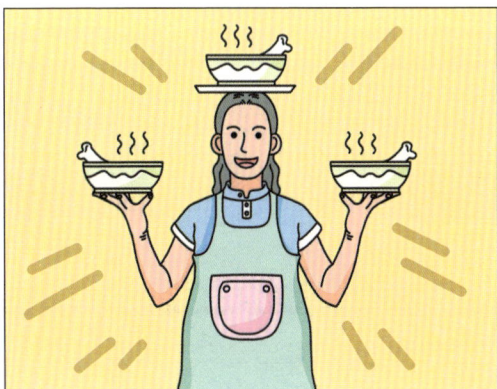

有人为探其究竟，用 5kg 猪骨头加上 5kg 水，在高压锅里精心熬煮 10 小时，结果一碗骨头汤中的钙含量不超过 10mg，而每 100mL 鲜牛奶中含钙 120mg。

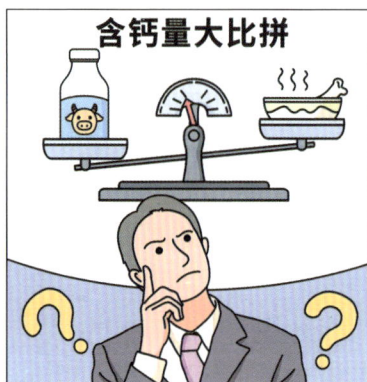

如果仅靠喝骨头汤补钙，每天至少要喝上百碗骨头汤，显然是不可能的。而且骨头汤里溶出了大量骨内的脂肪，浓白的汤色就是脂肪的"功劳"，骨头中的脂肪在热锅中不停地翻滚，分散成小乳滴，就会像牛奶一样呈现白色，煮的时间越长，骨头越多，煮出来的汤就越浓，看上去也越白。

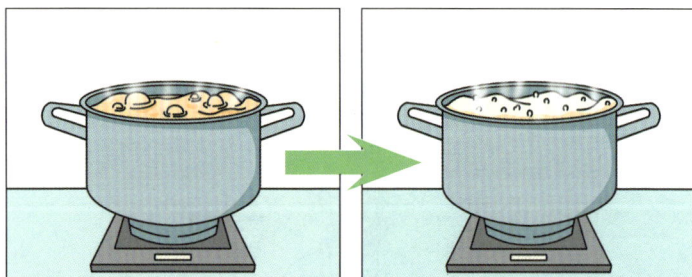

以后千万不要白费工夫了，消耗了时间、金钱，却没有补上钙。相对于其他食物，牛奶是最理想的钙源，而且容易被人体吸收。

闪亮登场

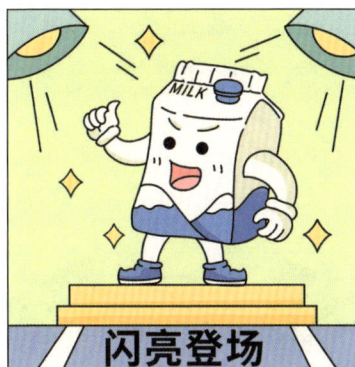

成人每日摄入 500mL 牛奶，青春期少年 800mL，儿童 750mL，即可保证每日所需的钙含量。

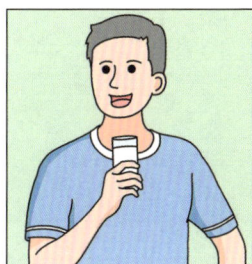

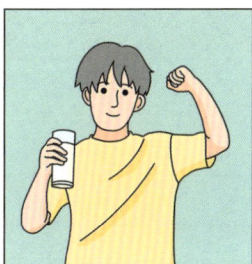

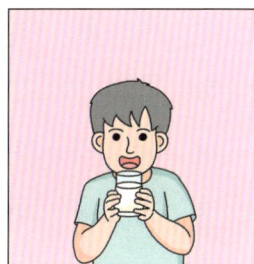

冬天的骨头不会变脆，它们只是被"包裹"得有些"迟钝"罢了。

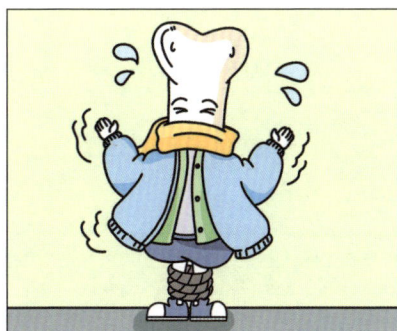

所以，下次你听到"天气变冷骨头也变脆"的传言时，不妨微微一笑。

与其在寒风中瑟瑟发抖，不如让我们一起行动起来，拥抱阳光，享受运动的快乐，吃出健康，喝出钙质，用实际行动告诉冬天："我不怕冷，我的骨头更强壮！"

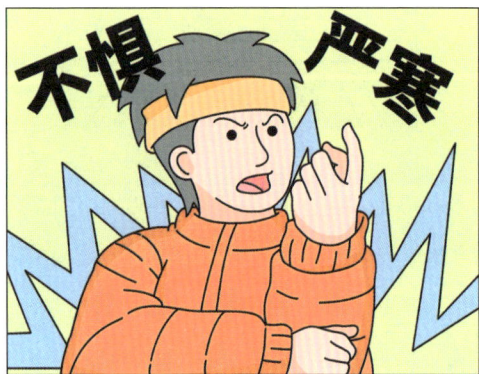

# 晒太阳不等于补钙！怎么晒，真的是个技术活

如何补钙早已是热门话题，作为人体内含量最多的矿物质，钙的质和量关系着我们骨骼系统和牙齿的健康。

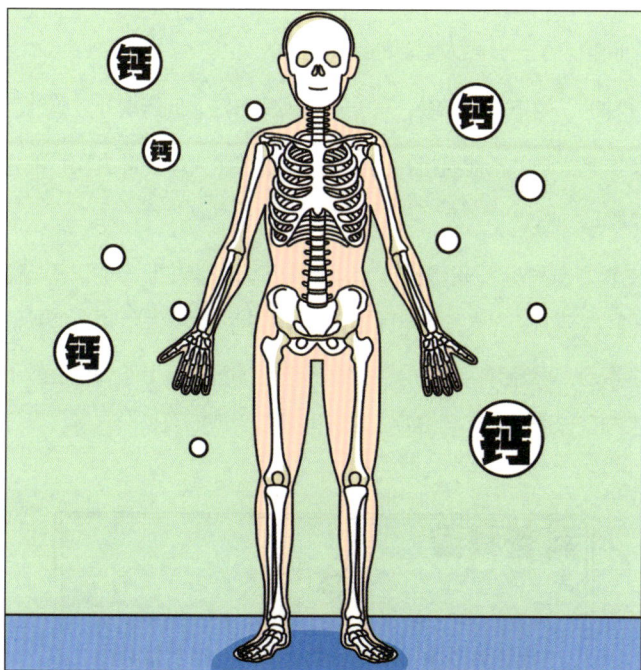

有人说，每当暖暖的阳光洒满全身的时候，感觉浑身都舒畅了，听说还能补钙，虽然不知道真假，但就是觉得很棒！

特别是办公室工作者，经常会在中午闲暇时光，坐在办公室的窗边晒晒太阳、聊聊天。

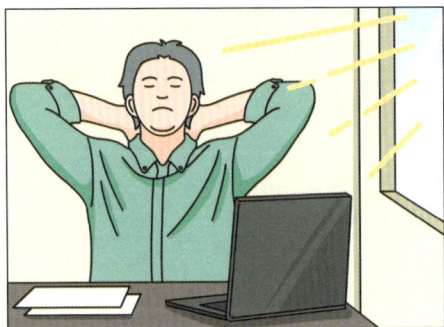

那么问题来了——晒太阳真的能补钙吗？

有一种钙，叫你妈说你缺；有一种补钙的方法，叫妈说补才算补。

但其实晒太阳并不能直接补钙，它只是增加了人体内维生素 D 的含量，间接促进了钙的吸收。

维生素 D 又称"阳光激素"。人体皮下含有维生素 D 原（7- 脱氢胆固醇），皮肤在受到阳光紫外线（UVB）的刺激时，皮下维生素 D 原被激活，转化为维生素 D，再经肝肾羟化，生成具有活性的维生素 D（骨化三醇），最后发挥其作用，促进体内钙的吸收，可以说是全方位助力骨骼强健。

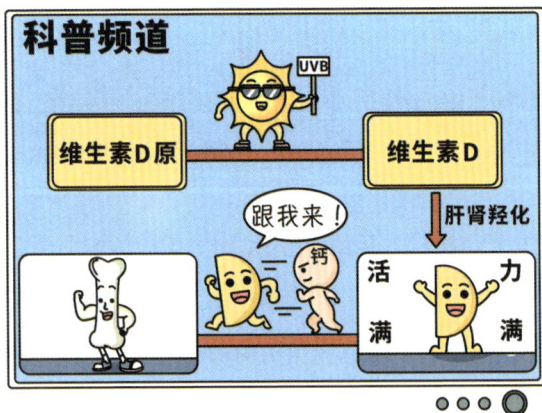

作为维生素 D 获取最为简便、价廉的方式，我们还是提倡多晒太阳，并且要"聪明"地晒太阳。

## 晒太阳补钙的最佳方法

晒太阳这件小事，虽然看着没什么含金量，但也是个技术活，可别小瞧了它。

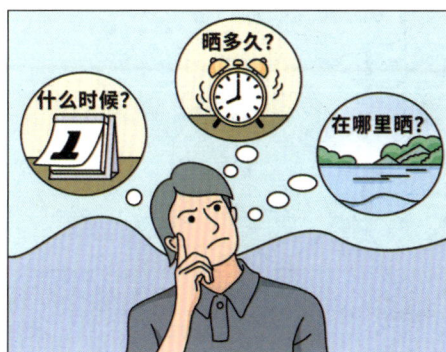

这一系列问题都必须引起注意，不然一不小心就会晒成这样……

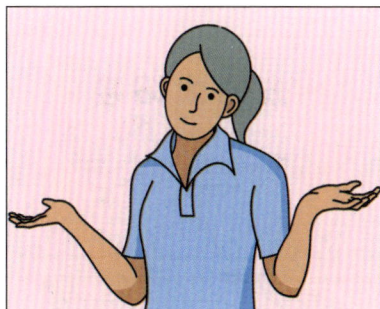

## 每天什么时候晒

当影子的长度短于身高时不宜出来晒太阳，因为这个时候的太阳光线比较"毒"。

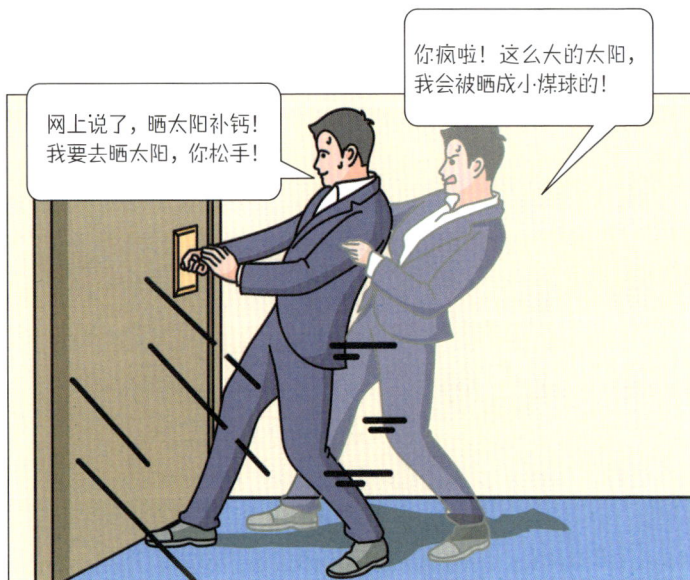

9:00 ~ 10:00 和 16:00 ~ 17:00，在这两个时间段，紫外线中的 A 光束较多，这时是储备体内维生素 D 的大好时机。

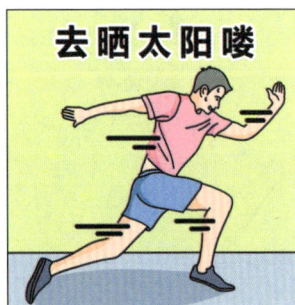

## 每天晒多久

相信不用多说，你也应该知道晒太阳的时间是根据季节的不同而改变的。否则，晒的时间太长后果很严重！不仅会晒伤皮肤，还有可能出现头晕眼花的情况。

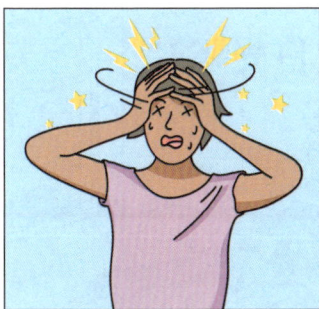

通常情况下，夏季晒 20 ~ 30 分钟，春、秋季晒 30 分钟，冬季晒 30 ~ 40 分钟（尽可能延长日晒时长），就基本可以满足人体对维生素 D 的需求了。

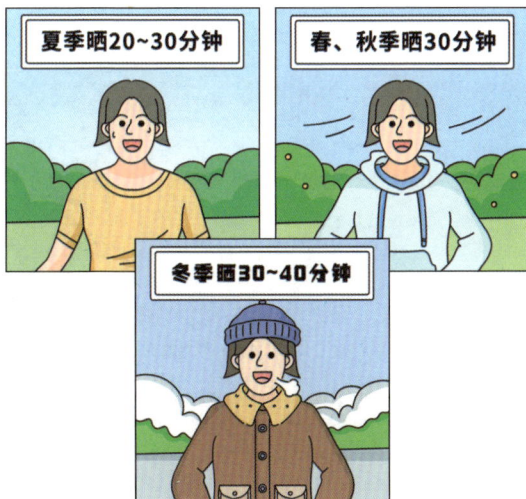

夏季晒20~30分钟

春、秋季晒30分钟

冬季晒30~40分钟

## 每天在哪儿晒

在哪儿晒，这还用说？当然是在户外啊！

可有些人啊，最喜欢晒太阳的方式却是隔着玻璃坐着晒。

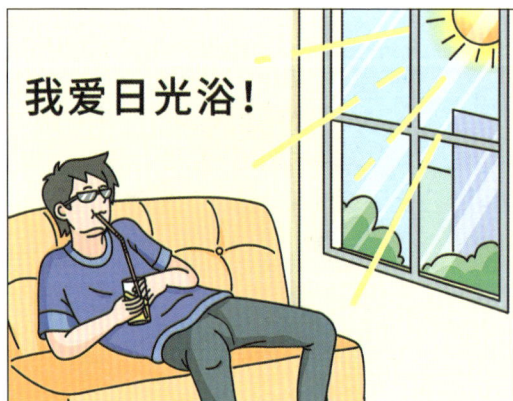

我爱日光浴！

以前，总觉得专门下楼去晒太阳太麻烦了，隔着玻璃晒晒，再吃吃水果，刷刷手机，多惬意啊，这不也一样是在晒太阳？

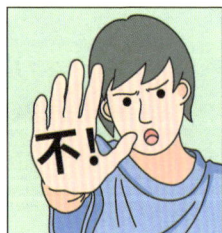

不！

问题来了，这种方式可以达到"补钙"的效果吗？

隔着玻璃晒太阳，补钙效果可是会大打折扣的！

要知道，紫外线的穿透性可没有你想象中的那么强，通常一张薄薄的纸就能将它隔绝，更别提什么云层、烟雾、厚衣服、窗户玻璃甚至窗帘了。

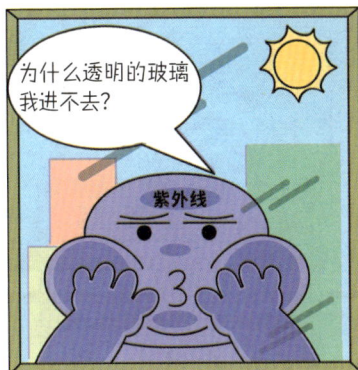

由于窗户玻璃的阻挡，紫外线无法到达皮肤表面，所以隔着玻璃晒太阳基本是一种无效的补钙行为，对维生素 D 的合成基本没有作用。

晒太阳的最佳地点是户外，比如公园、露天阳台等地方。

如果因为各种原因不得不在室内晒太阳，那最好打开窗户，让阳光直接照到皮肤上哦！

别再东张西望了，没错，说的就是此刻窝在玻璃窗旁刷手机晒太阳的你！

## 晒太阳"补钙"时，这几件事一定要牢记

### 衣服不要穿太厚

天冷的时候晒太阳很舒服，但建议尽量选择天气不是很冷的时候晒太阳，还要注意不要穿太多，选择宽松、柔软的棉质衣服。

同时别忘了把脸和手露出来，还要记得戴上墨镜，可以避免阳光直射对眼睛造成的伤害。

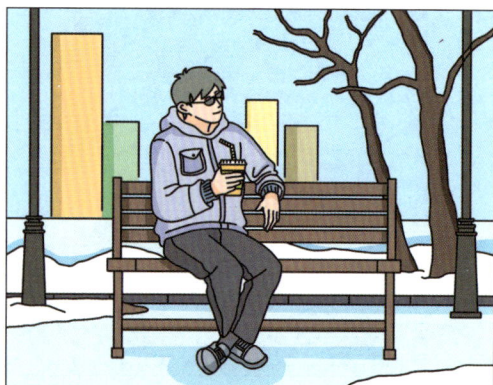

## 吃的东西要注意

晒太阳前，不要吃光敏性食物，比如荠菜、虾类、芒果、莴苣等。

这些食物经过消化吸收后，所含的光敏性物质会进入皮肤，如果在这时刚好又照射了强光，就很容易发生日光反应，出现皮肤瘙痒、红肿或烧灼刺痛等表现。

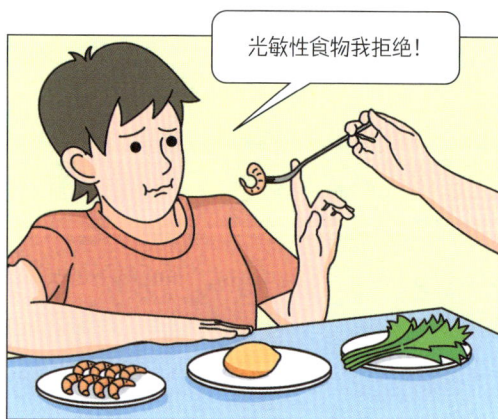

## 多补充水分

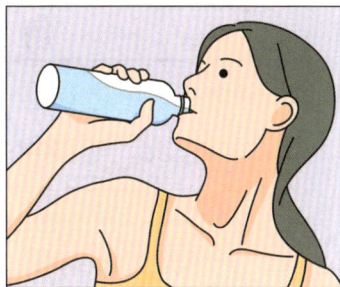

晒太阳的时候，身体会因为出汗而丢失水分，所以在晒完太阳之后，一定要记得多喝些温开水。

## 多吃水果蔬菜

多吃新鲜的水果和蔬菜，特别是西红柿、黄瓜等，以补充充足的维生素C，抑制黑色素的生成，防止出现晒斑（爱美的朋友们，这一点相信你们一定可以做到）！

当然，除了通过晒太阳"补钙"外，如果还能每天坚持一定的活动量（比如饭后走路半小时）就更棒了，妈妈再也不用担心我缺钙啦！

下次阳光普照时，走出户外，享受来自大自然的馈赠，但别忘了，在享受阳光的同时，多喝水，多吃水果蔬菜。毕竟，我们追求的是健康与美丽并存。

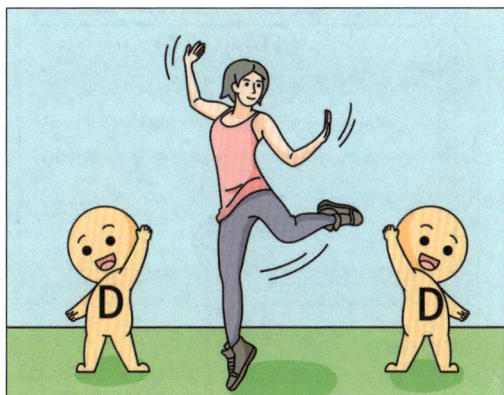

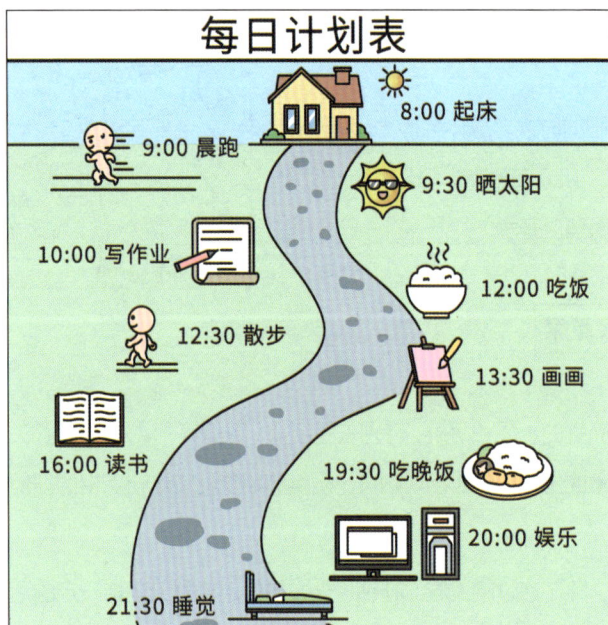

每日计划表

8:00 起床
9:00 晨跑
9:30 晒太阳
10:00 写作业
12:00 吃饭
12:30 散步
13:30 画画
16:00 读书
19:30 吃晚饭
20:00 娱乐
21:30 睡觉

所以，让我们一起在阳光下舞蹈，让骨骼在维生素 D 的呵护下更加强健吧！

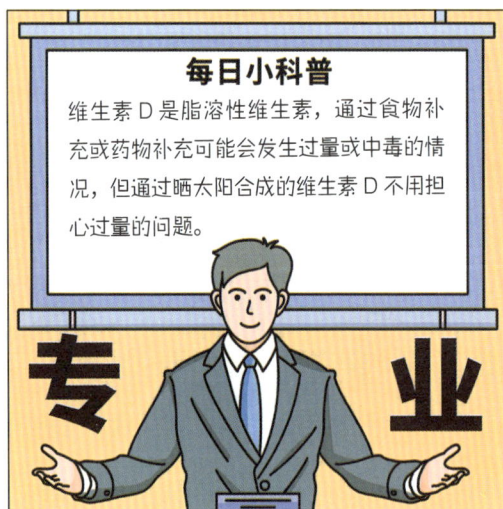

**每日小科普**

维生素 D 是脂溶性维生素，通过食物补充或药物补充可能会发生过量或中毒的情况，但通过晒太阳合成的维生素 D 不用担心过量的问题。

专业

# 银饰变黑非排毒，科学揭秘助你摆脱"智商税"

自古以来，金银及其制品都备受人们的喜爱。

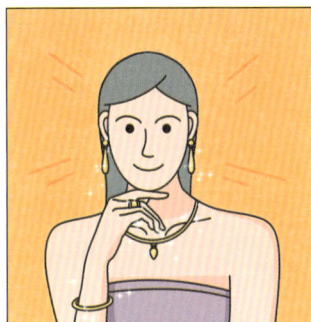

然而，光彩照人的银制品总会在使用过程中逐渐暗淡，甚至变黑，颜值迅速降低。对于这个现象，不少人将其误解为"身体在排毒，黑色就是身体排出的毒素"；更有些不良商家宣称"银可以吸收毒素"，以此卖出更多的银首饰。

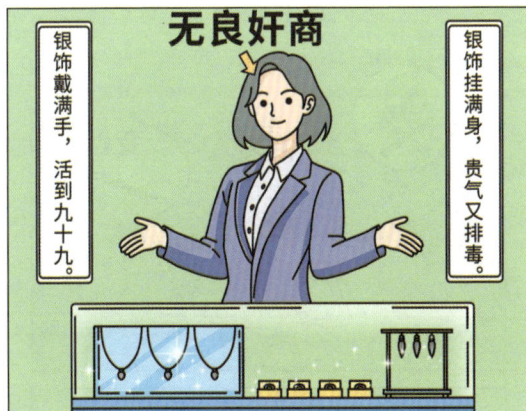

那么，银首饰变黑的真相究竟是什么？

网络上关于银首饰的谣言到底可不可信？

今天，我们就来打个假！

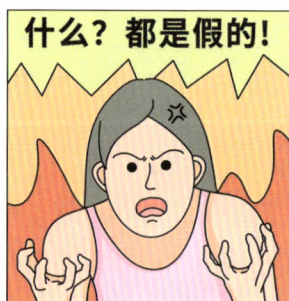

## 银首饰变黑是体内有毒吗

银首饰变黑与体内有毒可以说是毫无关系。古代用银针验毒是因为古代冶炼技术比较差，导致做出来的砒霜中会含有大量硫化物。银针与其接触后，会发生反应生成硫化银，银针自然就变黑了。这其实是个巧合。

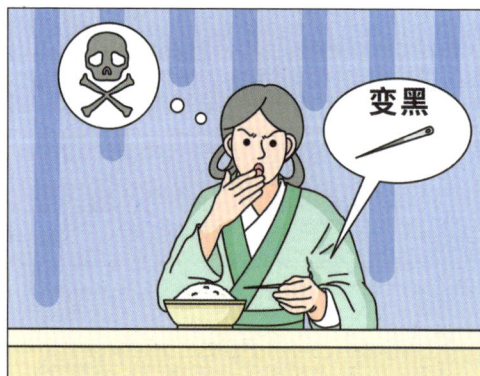

真正导致银变黑的原因是硫化作用！

银首饰变黑其实是一种正常的化学反应，当银接触到硫化物时，会与之发生反应，继而在表面形成一层黑色的硫化银膜，银首饰也会逐渐变黑，这和人体的毒素没有什么关系。而硫化物在日常生活中随处可见，皮肤上、空气中、尾气中，甚至是一些食物内也含有硫化物。

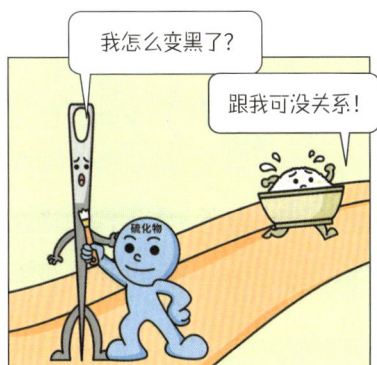

所以银首饰变黑，大概率是和空气中或者皮肤上的硫化物发生了化学反应，并非体内有毒。

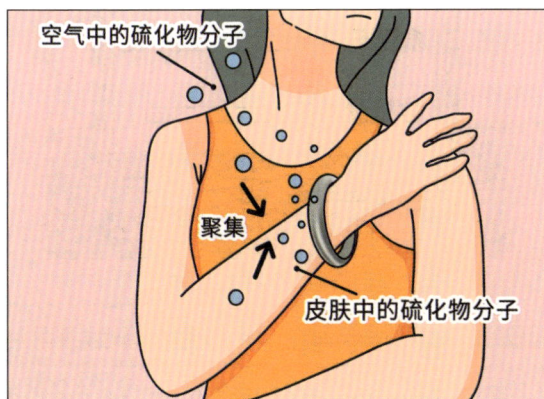

银首饰有辐射，戴银手镯会导致铅中毒，使人智商下降？这纯属无稽之谈！

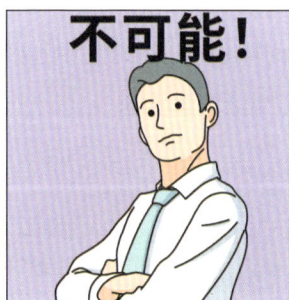

银首饰的制作过程中，微量危险重金属会残留在内对人体产生危害，但是正规厂家会对此进行处理，达到可佩戴标准。因此，市面上买到的合格银首饰都可以放心佩戴。

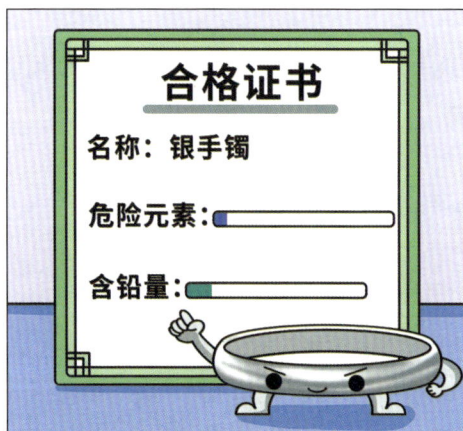

因为铅有较好的柔软性和延展性，可以提高首饰的美观度，同时降低成本，一些厂家会在银首饰中添加铅。但铅是有毒的，会对人体健康造成严重损害，特别是对儿童。国家市场监督管理总局与国家标准化管理委员会发布的强制性国家标准中，规定首饰含铅量必须小于1‰，在此安全范围内不会使人体中毒。

虽然大家对于银首饰有很多误区，但银首饰之所以一直能被广大群众喜欢，是因为它在一定程度上真的对人有益。

## 按摩皮肤

将银手镯或者其他银首饰佩戴在身上时，银首饰会不断地和局部皮肤产生摩擦，从而在一定程度上促进局部皮肤的血液循环。

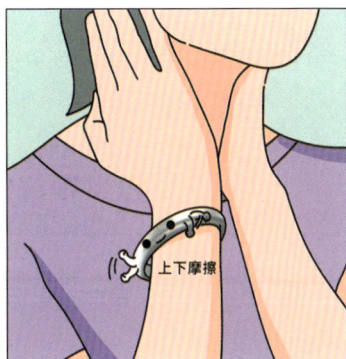

上下摩擦

## 预防感染

大多数人都有打耳洞的经历。不知道大家有没有发现，刚打完耳洞的耳朵如果戴上银耳钉，出现伤口感染的情况会减少。

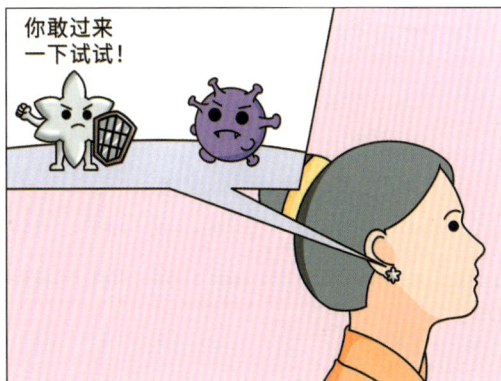

你敢过来一下试试！

如果戴其他材质的耳钉，比如塑料、铜、铁等，则会出现伤口感染、化脓等问题。这是因为银离子可破坏600余种细菌（如大肠杆菌、铜绿假单胞菌）的细胞结构，并能有效控制顽抗菌株。

此外，李时珍在《本草纲目》中记载，银有安五脏、安心神、止惊悸、除邪气等功效。

银首饰戴久了会发黑，所以银首饰也需要保养。

## 要想银饰很亮眼，保养技巧快收好

银首饰的最佳保养方法是天天佩戴，因为人体油脂可以产生自然温润的光泽。

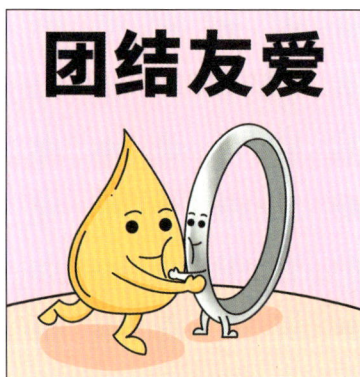

在佩戴银首饰时，不要同时佩戴其他金属首饰，以免碰撞导致变形或刮花。

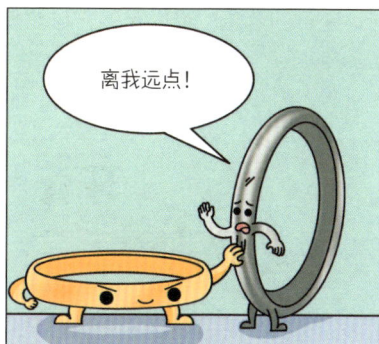

保持饰品的干燥，不要戴着洗澡、游泳。

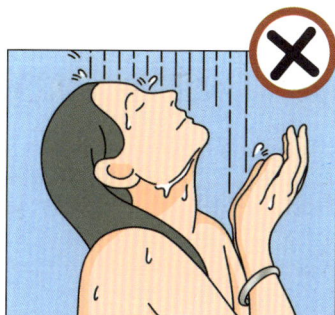

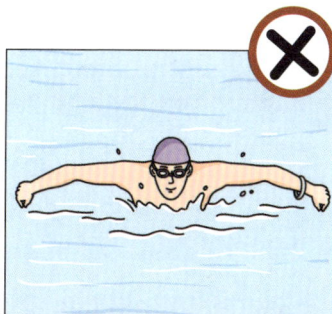

不戴时，可用棉布轻拭表面，清除水分和污垢，然后将它放置于密封的袋子或盒子中，避免其与空气接触。

如果发现银首饰有变黄的迹象，最简单的方法是使用牙膏加点水清洗表面。

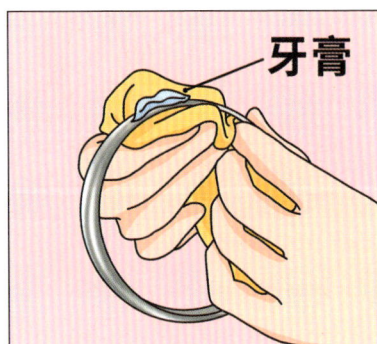

银首饰不仅是时尚界的宠儿，还是健康的小守护神呢！

每一个黑斑、每一个痕迹，都是银首饰陪伴你度过的时光的印记。

所以，珍惜你的银首饰吧，它不仅是你的装饰品，更是你生活中的一份"小确幸"！

# 运动完不能坐下? 放心, 你的屁股没那么容易变形

每次大汗淋漓地运动后, 脑子里只有一个想法: 瘫在地上、沙发上、椅子上。

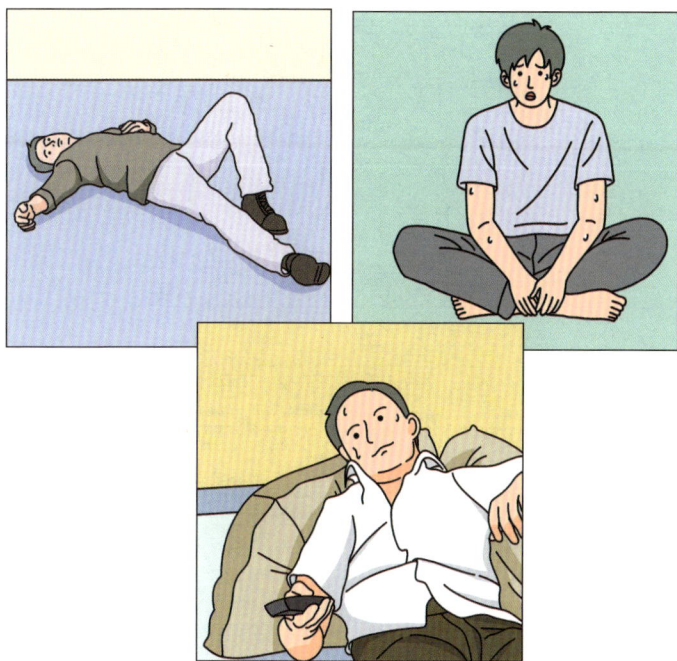

这时耳边总会回响起中学时代体育老师的警告: "跑完步千万别坐下, 屁股会变大的! 尤其是女孩子, 不想屁股变大就给我站起来走两步……"

十五六岁, 清澈懵懂的年纪, 就这样信了这句话十几年……

## 屁股一坐就变大，你以为它是橡皮泥吗

今天我要为所有人的屁股"正名"！

首先，脂肪本来就不会像液体一样随意流动（想想菜市场卖的肥肉膘，都是一块一块的固体）。

如果脂肪会流动，那我们的身体岂不是可以随意变换胖瘦了？

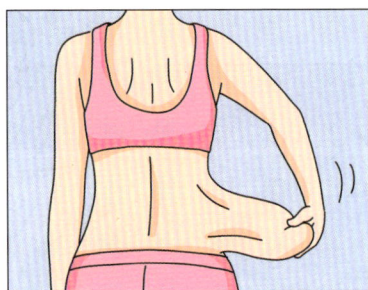

人的体形、骨盆的大小、臀部是宽还是窄都是由基因、饮食和运动状况共同决定的。如果你确实有"屁股要变大"的感觉，那可能是因为运动的时候为了给下肢提供能量，血液大量流向臀部、大腿，同时运动产生的乳酸也会堆积，使屁股酸酸胀胀的，让你以为它在"变大"。但这只是暂时的，一般过段时间就能恢复。

## 运动后坐下到底有没有危害

既然运动后坐下并不会导致屁股变大，为什么体育老师还要这样"恐吓"我们？

不要质疑体育老师的专业性，真正的危害也许比屁股变大还严重！

运动过程中，人体的血液会大量集中在肌肉（尤其是下肢），于是下肢的血管被迫"加班营业"，每用力一次，下肢肌肉就会收缩一次，血管就"挤"出血液，保持全身的血液供给（类似于泵的工作原理）。

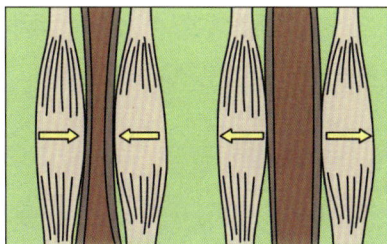

如果剧烈运动后立即坐下休息，下肢"肌泵"的作用突然停止，短时间内，血液就会淤积在下肢血管中（堵车了），血液回不到上半身，大脑就会缺血缺氧，就会出现头晕、恶心、呕吐，甚至有重力性休克的危险。

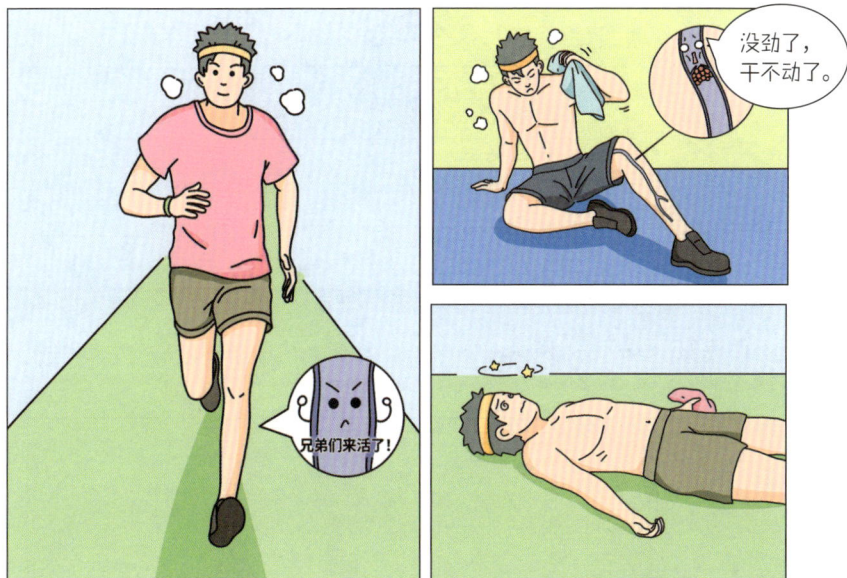

所以如果你屁股变大，那很可能不是运动后坐着的缘故，而是你天生屁股就容易堆积脂肪。

# 附：正确拉伸图解

中学时代的疑惑终于解开，运动后坐下屁股不会变大，但是，慢走调整、拉伸放松才是最正确的打开方式！

### 小腿拉伸

做法：两腿分开，一腿在前一腿在后；前腿弯曲，后腿伸直，两脚尖均朝前，后脚跟不要离地，感觉到小腿肌肉有拉伸感，保持 15 ～ 20 秒，换腿。

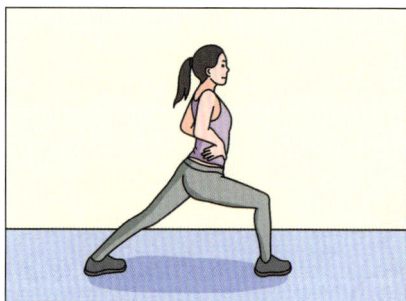

### 韧带拉伸

做法：两腿交叉，两脚紧挨，弯腰，膝盖伸直，试着用手摸脚或身体贴向双腿，保持 15 ～ 20 秒，换腿。

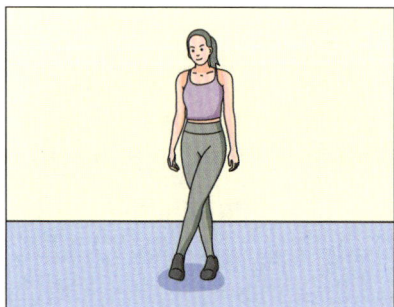

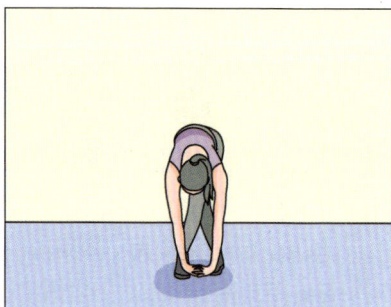

## 小腿后侧拉伸

做法：两腿稍微分开，左腿直立，右脚脚跟落地，脚尖勾起绷紧，双手靠近脚尖，右腿小腿应有酸胀感，保持 15 ~ 20 秒，换腿。

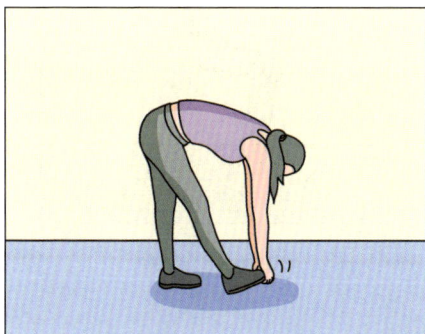

## 大腿前侧拉伸

做法：直立，抬起右脚置于身后，用右手抓住右脚，膝盖尽量并拢，用右手慢慢将右脚拉向臀部，直至股四头肌有拉伸感，保持 15 ~ 20 秒，换腿。

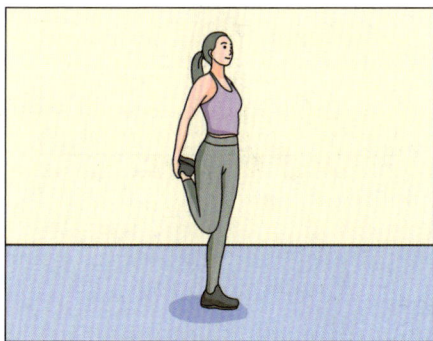

### 背部拉伸

做法：双腿分开站立，双手十指反扣前伸，与肩同宽，然后上半身缓缓下移至与地面平行，髋部应在双脚正上方，保持呼吸均匀，保持 15 ~ 20 秒。

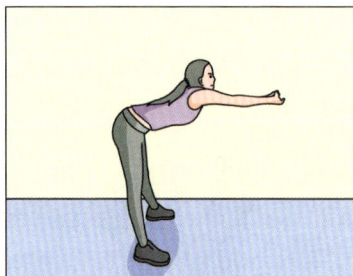

### 大臂外侧拉伸

做法：将右臂向身体左侧伸展，用左手按压右臂肘关节使之尽量贴近左肩，保持 15 ~ 20 秒，换胳膊。

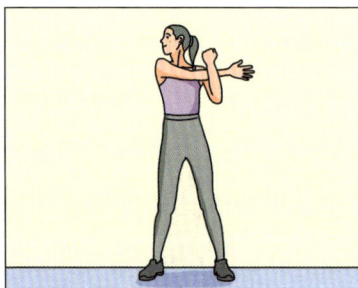

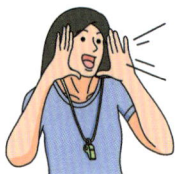

动起来！这位同学别坐了，快点起来做拉伸啦！

# 揭开"鬼压床"的真相

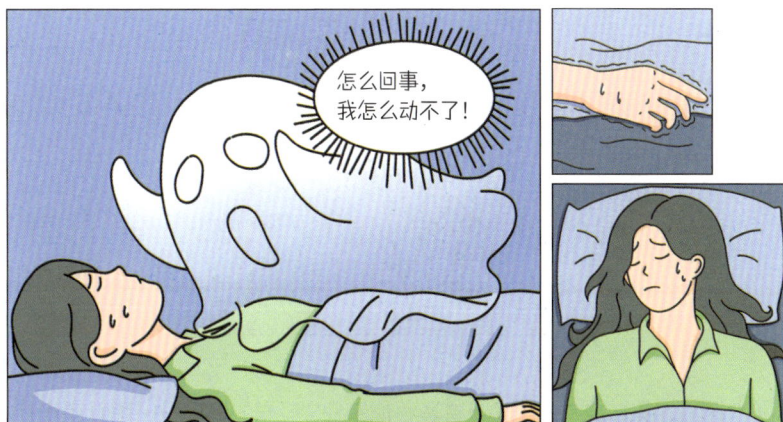

怎么回事，我怎么动不了！

是谁压着我了！

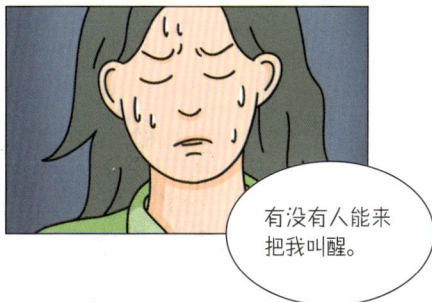

有没有人能来把我叫醒。

突然，我醒了过来，但环顾卧室四周，并没有人，只有窗帘在微微飘动。

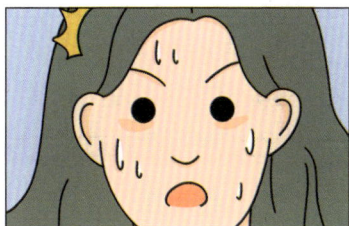

我起身走到窗户边，一丝凉风扑来，让我瞬间清醒不少。这已经不知道是第几次了……

回想前几次"鬼压床"，最严重的时候让我有些害怕入睡，但是这一次，我决定一探究竟，并找出解决办法，让"鬼"从此远离我！

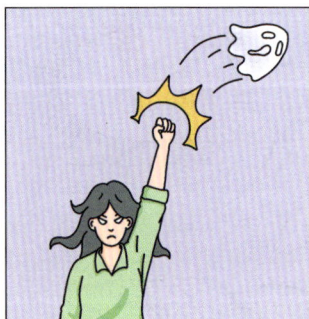

其实，"鬼压床"在医学上有着更加专业、科学的名称——睡眠瘫痪症。瘫痪？

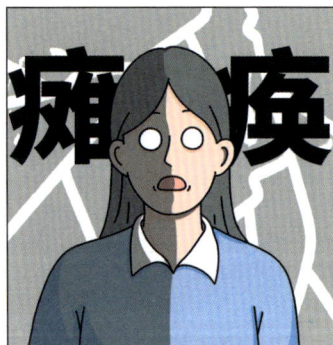

不要紧张，这里的"瘫痪"和你认为的"瘫痪"并不一样。据统计，40%～50%的人一生中至少会经历一次"鬼压床"，并且可能出现以下症状。

## 鬼压床的症状

难以行动

当出现睡眠瘫痪症时，人们会感到自己意识已经清醒，但不论怎样挣扎，也完全使不上劲儿，难以醒来。

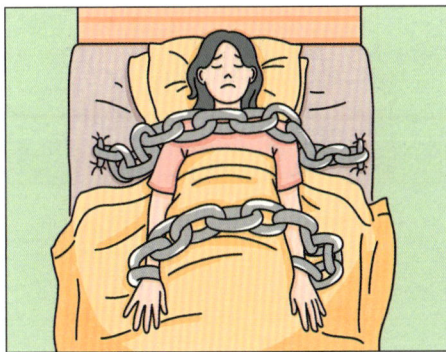

不仅如此，此刻的你即便想大声呼叫也叫不出声音，想翻个身，可还是一动不动。

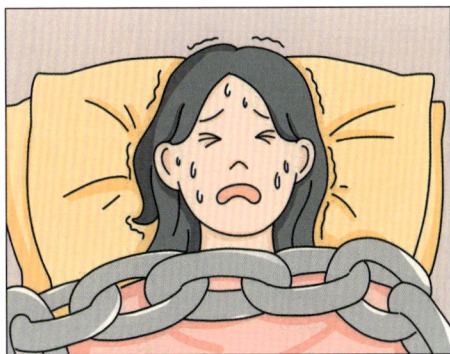

还有的人在睡眠瘫痪症发作时，仿佛有千斤重物压在身上，胸口有强烈的压迫感并感到呼吸不畅，严重时还可能有窒息感和濒死感。

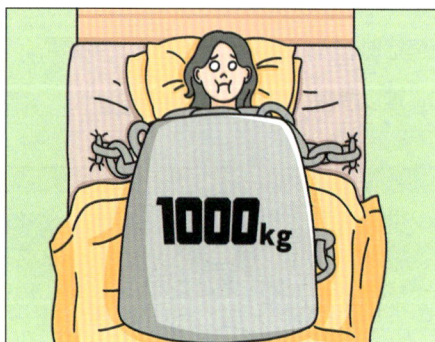

出现幻觉

除了上面提到的症状以外，部分人会伴有幻觉，如幻听、幻视、幻触，或者感受到房间中的某个景象（这下理解为什么我感觉身边一直有人在走动、说话了）。

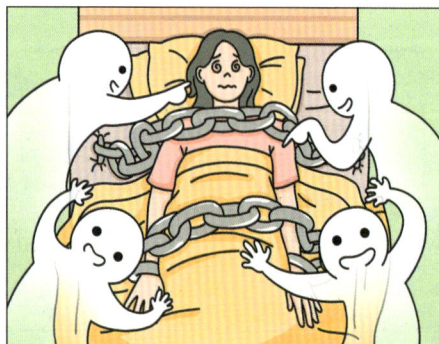

不要担心，以上情形多半在几分钟内会自己慢慢地或突然地缓解，肢体动作恢复，使人清醒过来。

## 这究竟是什么引起的

当人们在睡眠状态下做梦时，大脑会处在非常活跃的状态，而身体暂时休息。此时身体与大脑的神经连接会暂时中断，避免人们乱动（比如梦游）。当人们从梦境中清醒时，大脑中的部分中枢神经已经"醒来"，但是身体与大脑的连接暂时还未恢复，所以会出现大脑清醒，但肢体动不了的情况。

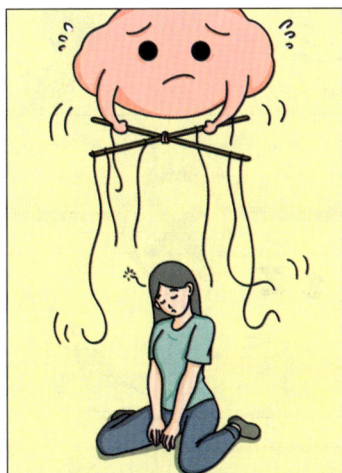

这种情况多发生于以下两类人群。

精神状况不佳

在过度疲劳、压力过大的状态下入睡时，可能会降低睡眠质量，使人更容易在做梦状态下"醒来"，肌肉却仍然维持紧绷状态，从而产生"鬼压床"的症状。

## 睡眠习惯不良

吃得过饱就去睡觉、使用高枕、趴着睡觉、蒙头睡觉等习惯，都可能导致大脑供氧量不足，从而引发"鬼压床"。并且，持续这种睡眠方式可能导致大脑的血管变硬，极端情况下可能引发脑梗死、脑出血等健康问题。

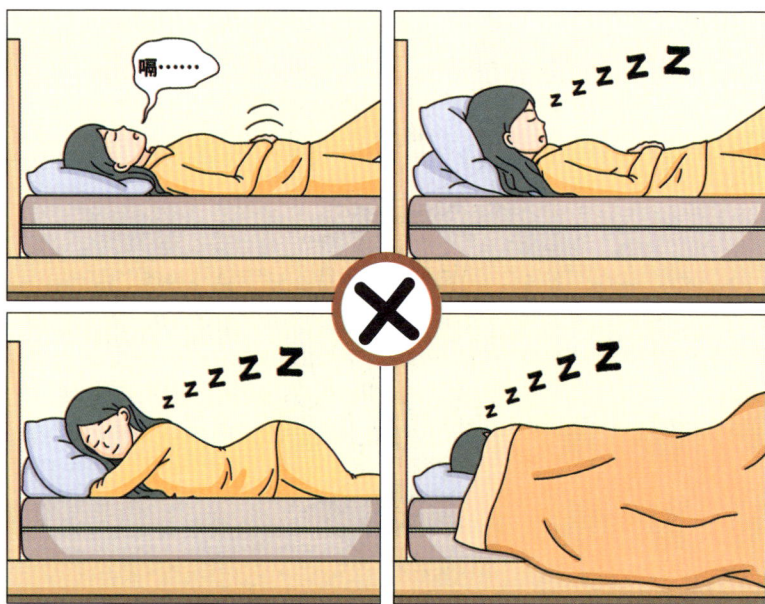

考虑到全球近半数的人口都有可能经历这样的情况，所以这也没什么可怕的！

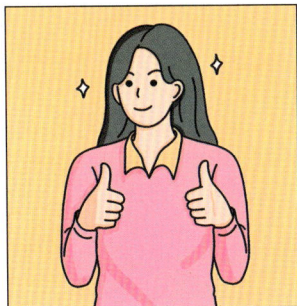

## 摆脱鬼压床，就靠这几招

努力恢复肌肉的紧张度

当你发现睡眠瘫痪症的迹象时，你可以尝试以下方法逐渐恢复肌肉的紧张度，让自己醒来。

首先，迅速旋转你的眼球，使其进行圆周运动。

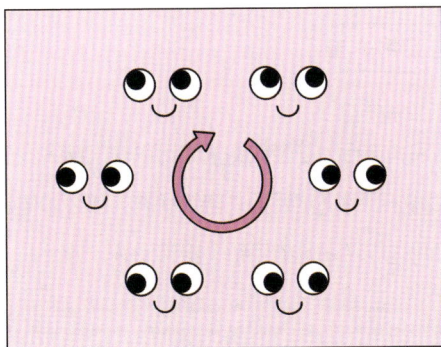

接着，缓慢地使身体旋转，这时你会感到轻松一些。试着轻轻眨一眨眼，收紧你口腔周围的肌肉，调整你的下巴和舌头的位置。

当肌肉开始产生张力时，试着动动你的脖子、肩膀、手、手指、腿、脚踝和足趾，从而清醒过来。

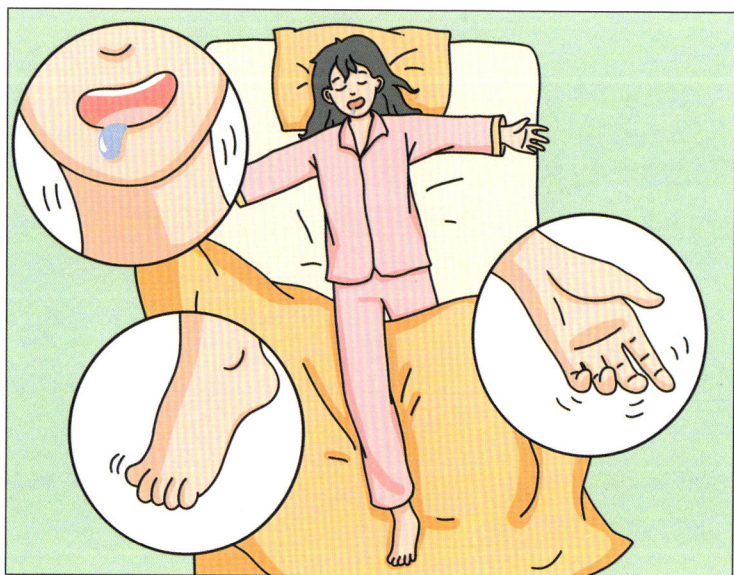

## 避免入睡前过度使用大脑

在准备入睡之前，进行一些轻松的活动可以使大脑得到放松，这有助于更好地入睡。如果大脑在睡前仍然处于兴奋的状态，那么即便是躺在床上，也很难进入梦乡，长时间这样做还可能导致失眠等问题。

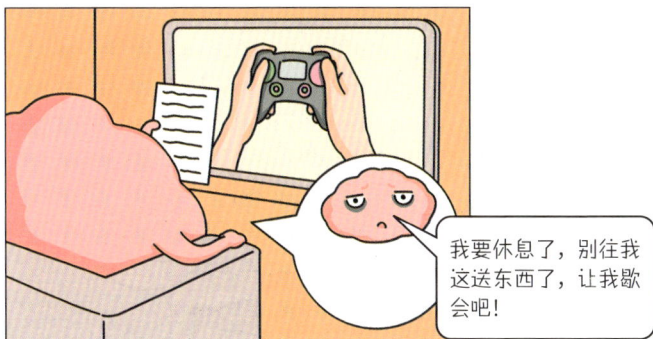

我要休息了，别往我这送东西了，让我歇会吧！

## 避免睡前过于情绪化

人们的各种情感反应，如喜怒哀乐，都可能导致神经中枢过度活跃或失调，使人难以安眠，甚至引发失眠症状。

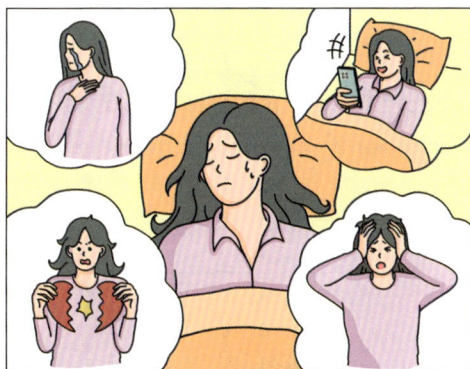

## 避免睡前饮用浓茶或咖啡

茶和咖啡是刺激性的饮品，它们含有能让人的精神高度兴奋的咖啡因等成分，饮用过多或时间过长都会引起头痛和失眠。在临睡前饮用可能导致难以入眠。

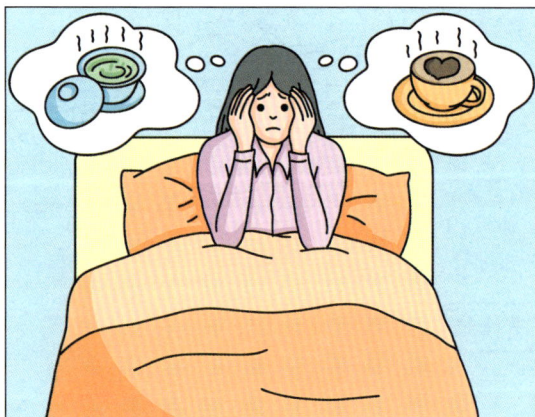

睡眠瘫痪症大部分不需要特殊治疗，如果小部分人群在一段时间内多次出现睡眠瘫痪症，并且异常焦虑、恐惧、难以入睡时，就需要及时到精神科、心理科就诊！

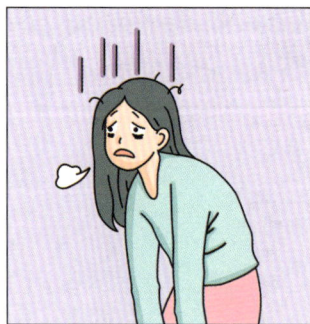

如今的生活节奏如此之快，我们都忙得像"鬼"一样，更何况"鬼"呢！（鬼：我才没空来找你！）

实在害怕的时候还有一招，记得默念社会主义核心价值观！

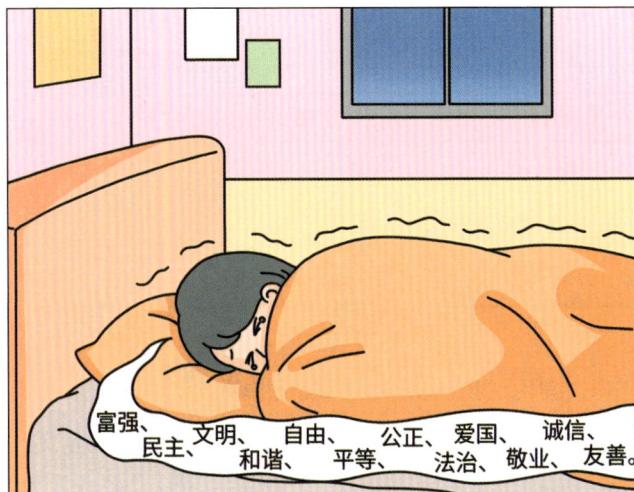

# 参考文献

第一章　震惊！那些惊掉下巴的冷知识

● 你说什么？我没戴眼镜，听不清

吴健辉，罗跃嘉. 盲人的跨感觉通道重组［J］. 心理科学进展，2005，13（4）：406-412.

● 看手诊病，指甲上的"月牙"越多就越健康吗

［1］罗勤. 聊聊指甲上的"月牙"［J］. 科学之友，2022，（9）：70-71.

［2］常晓. 指甲上的月牙与健康无关，但要注意这几种现象［J］. 人人健康，2021，（20）：48.

● 吃货也任性：千奇百怪的异食癖

［1］蒋国平，阮味维，袁晓琪，等. 儿童毛发性胃石12例临床分析［J］. 现代实用医学，2023，35（4）：520-522.

［2］苏璠，杨合英，郭志恒，等. 儿童胃石症9例诊治经验［J］. 河南医学研究，2022，31（2）：262-265.

● 为何睡觉时身体会突然抖一下

荆晶. 科学家发现美梦"开关"［J］. 家庭医药，快乐养生，2015，（11）：83.

● 常年防晒的你真的"防"对了吗

［1］朱英，杨艳伟. 科学护肤让你变得更美：专家教你挑选化妆品［M］. 北京：中国医药科技出版社，2020.

［2］上海市医学会，上海市医学会医学美学与美容专科分会. 上海市医学会百年纪念科普丛书. 美丽与健康同行［M］. 上海：上海科学技术出版社，2018.

［3］顾伟程. 精编妇女皮肤病学［M］. 西安：陕西科学技术出版社，2018.

［4］王侠生. 皮炎、湿疹、荨麻疹［M］. 第2版. 北京：中国医药科技出版社，2021.

［5］乔·尼亚姆图三世. 面部美容外科学［M］. 北京：中国科学技术出版社，2020.

● 这个能让皮肤变好的方法，入股不亏

［1］顾超颖，宋彪，朱容慧，等. 运动对皮肤屏障功能的影响［J］. 复旦学报（医学版），2020，47（4）：578–583.

［2］宫保强，姚宝国，周子晗. 模拟人体出汗的仿生皮肤［J］. 传感技术学报，2022，35（1）：14–21.

● 打哈欠也疯狂：好处不少，过度需谨慎

［1］打哈欠为什么会"传染"［J］. 科学大观园，2022，（12）：6.

［2］为什么打哈欠会传染［J］. 新世纪智能，2020，（73）：9.

［3］林青. Q：打哈欠有什么用？［J］. 科学世界，2020，（10）：123.

［4］柳叶. 打哈欠会传染 心理在作祟［J］. 江苏卫生保健，2018，（11）：1.

- 蔬菜清洗剂是智商税？教你如何有效去"农妆"

[1]刘炜，刘行，王艺多，等．清洗方法对葡萄中四种农药残留的去除效果分析[J]．湖北农业科学，2021，60（17）：116-120.

[2]de São José JFB, Ramos AM, Vanetti MCD, et al. Inactivation of Salmonella Enteritidis on cherry tomatoes by ultrasound, lactic acid, detergent, and silver nanoparticles[J]. Can J Microbiol, 2021, 67（3）：259-270.

[3]王权．基于紫贻贝壳的果蔬清洗剂制备及其吸附性能研究[D]．舟山：浙江海洋大学，2021.

- 久坐危机：你的椅子正在悄悄"谋杀"你

[1]张云．每天站两小时可防病[J]．自我保健，2015，（11）：39.

[2]Chao Z, Xu C, Zhang P, et al. Associations of sedentary time and physical activity with adverse health conditions: Outcome-wide analyses using isotemporal substitution model[J]. Thelancet, 2022, 48：101424.

- 还没遇到心软的神，自己却先"下起了雪花"

廉翠红．一本书读懂皮肤美容与保养[M]．郑州：中原农民出版社，2021.

- 一场雪一场寒，膝盖保暖秘籍大公开

[1]王靖．来自膝关节的"炎"重警告[J]．大众健康，2022，（12）：17-19.

[2]成丽，曹晓明，辛颖，等．老年膝关节骨性关节炎患者健康素养现状及其影响因素分析[J]．中华现代护理杂志，2023，29（2）：209-214.

[3]彭德艳，曾必云，彭芳敏，等．老年人膝骨关节炎健康促进生活方式的研究现状及策略[J]．实用骨科杂志，2023，29（4）：338-341.

[4]陈彬．中医治未病：预防膝关节炎从年轻时做起[J]．健康必读，2020，（18）：152.

## 第三章  注意！"妈见打"的行为要不得

● 别再这样对你的嘴唇了！它真的很脆弱

［1］匡欣薇. 嘴唇干裂涂唇膏前先水敷［J］. 农村新技术，2021，（12）：64.

［2］项柯基. 秋冬嘴唇干裂是为何［J］. 农村新技术，2016，（11）：61-62.

［3］张宝华. 秋冬护唇不可小觑［J］. 青春期健康，2021，19（21）：28-29.

● 肚脐：我警告你，做人别太抠

艺兮. 肚脐到底能不能抠［J］. 祝您健康，2020，（12）：59-60.

● 别让脚踝"冷艳"全场，保暖才是真王道

黄伟. 露脚踝的裤子可以穿吗［J］. 中医健康养生，2019，5（11）：51.

## 第四章  辟谣！颠覆你的认知

● 冬天骨头会变脆到底可不可信

［1］章振林，秦跃娟. 骨质疏松静悄悄地来临［C］//. 中华医学会第四次全国骨质疏松和骨矿盐疾病学术会议论文汇编，2006：67-75.

［2］兰政文，汤二嬷. 骨头汤，盛名之下其实难副［J］. 生命世界，2019，（4）：44-47.

● 晒太阳不等于补钙！怎么晒，真的是个技术活

［1］孟晓娟. 浅谈如何科学地晒太阳与补钙［J］. 读与写（教育教学刊），2019，16（6）：243.

［2］中国健康网. 为什么隔玻璃晒太阳不能补钙［J］. 家庭医学（下半月），2018，（4）：5.

● 银饰变黑非排毒，科学揭秘助你摆脱"智商税"

之遥科普. 银饰变黑是身体在排毒？无稽之谈［J］. 课外阅读，2022，（1）：1.

● 揭开"鬼压床"的真相

［1］江帆. 对话睡眠［M］. 广州：暨南大学出版社，2022.

［2］黄燕. 安睡有方：失眠防治一本通［M］. 广州：广东科技出版社，2021.

［3］三木. 很冷很冷的冷知识［M］. 石家庄：花山文艺出版社，2020.